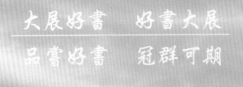

大展好書　好書大展
品嘗好書　冠群可期

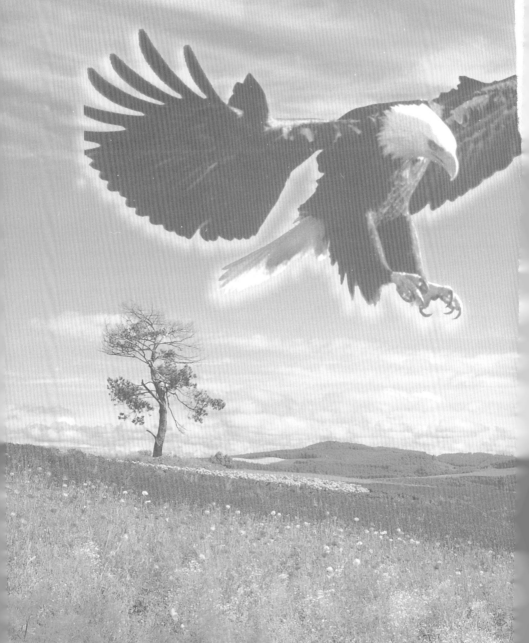

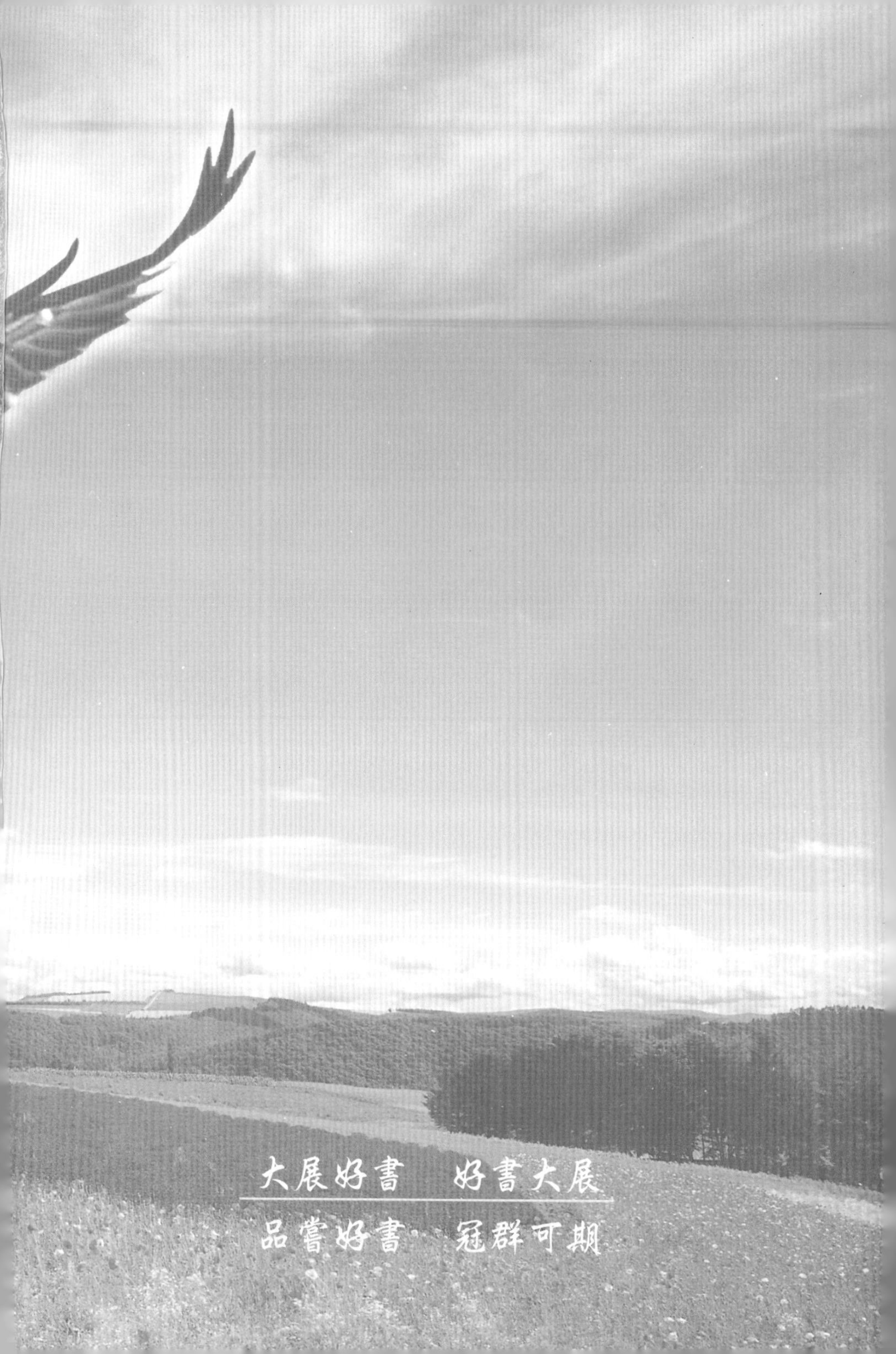
大展好書　好書大展
品嘗好書　冠群可期

養 生 保 健 10

中國自控氣功

張明武／編著

王守信　王中凱／整理

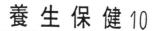

大展出版社有限公司

前　言

　　≪中國自控氣功──防治腫瘤疑難症快速功法≫是由中國氣功科學研究會名譽理事、中國癌症研究基金會理事、自控氣功防治腫瘤研究會理事長、氣功名家張明武創編。

　　本功是以道家傳統氣功書≪靈寶畢法≫和中西醫有關理論為依據，同時吸收了醫家、儒家、佛家和民間諸多氣功精華創編的一種醫療保健氣功。

　　中醫理論認為：「失控是疾病發生之源。自控氣功則是強調自我控制、自我調節、自我發氣、自我回授，通過導引方法來增強人體自我調整和自我控制的能力，使真氣正常運行，從而有效地切斷病源，增強體魄、祛病延年。

　　中國自控氣功功法系列是由健身益智的核心功、抗癌治病的對症功以及延緩衰老的益壽功三大類35種功法組成。本功法特點是功理功法系列全面，多吸少呼，以行為主，配有坐站，易學易練，健身安全。

　　十年實踐證明此功法治病範圍廣，對久醫無效的疑難病，特別是對腫瘤有很好的療效。經臨床統計此功對各種疾病近期有效率達90％以上，癌症顯著效率達32％。許多患者稱頌此功為氣功快速療法，贊譽「自控神功，功到病除」。

　　中國自控氣功推廣十年來，深受廣大群衆歡迎

，在國內外享有盛譽。近年來，學練本功法者日益增多，為滿足全國各地廣大讀者學練本功法的需要，為了進一步普及與統一功法，特將近十年來本功法在實踐中不斷提高和發展的新內容加以總結整理出版。為使自學者更精確地掌握本功法，應人民體育出版社邀請，全部功法均由張明武老師演授。針對各種疾病患者書中附有功法配方，易學易練，功效顯著。

　　由於時間創促，書中不當之處，希望讀者批評指正。

編著者

1989年12月30日

目　錄

前　言 ……………………………………………… 3

第一章　自控氣功總論 …………………………… 11

第一節　自控氣功的由來和發展 …………………… 11

第二節　自控氣功的性質和宗旨 …………………… 12

一、自控氣功的性質 ……………………………… 12

二、自控氣功的宗旨 ……………………………… 13

第三節　自控氣功的理論基礎 ……………………… 14

一、中醫學的基本觀點是本功法的理論基礎 …… 14

㈠陰陽學說與自控氣功 ……………………… 14

㈡五行學說與自控氣功 ……………………… 16

㈢臟象學說與自控氣功 ……………………… 18

㈣經絡學說與自控氣功 ……………………… 20

二、本功以現代解剖學、生理學等醫學理論

知識為指導 …………………………………… 23

㈠神經生理與自控氣功 ……………………… 24

㈡內分泌生理與自控氣功 …………………… 28

㈢呼吸生理與自控氣功 ……………………… 30

第四節　自控氣功的治病機理 ……………………… 32

一、自我發氣，自我回授——調動內因，自我調控 … 32

二、動靜相兼，整體導引——促進血行，祛病防病 … 33

三、多吸少呼，積氣生液——氣液相生，補元扶正 … 33

四、吹息速行，行氣活血——化淤止痛，攻逐實邪 … 34

五、針對病情，辨證施功——補虛泄實，巧妙運用 … 34

六、補元泄實，平秘陰陽——扶正袪邪，整體調整 ⋯ 35

第五節　自控氣功的功法結構 ⋯⋯⋯⋯⋯⋯⋯⋯⋯ 36

一、導引方式 ⋯⋯⋯⋯⋯⋯⋯⋯⋯⋯⋯⋯⋯⋯⋯ 36

二、組成程序 ⋯⋯⋯⋯⋯⋯⋯⋯⋯⋯⋯⋯⋯⋯⋯ 37

三、功法系列 ⋯⋯⋯⋯⋯⋯⋯⋯⋯⋯⋯⋯⋯⋯⋯ 37

第六節　自控氣功的特點 ⋯⋯⋯⋯⋯⋯⋯⋯⋯⋯⋯ 38

第七節　自控氣功的場地選擇與練功方法 ⋯⋯⋯⋯ 39

一、自控氣功選擇場地依據的原則 ⋯⋯⋯⋯⋯⋯ 39

二、自控氣功的練功方法 ⋯⋯⋯⋯⋯⋯⋯⋯⋯⋯ 39

第二章　自控氣功的功法系列 ⋯⋯⋯⋯⋯⋯⋯⋯⋯ 43

第一節　功法緒篇 ⋯⋯⋯⋯⋯⋯⋯⋯⋯⋯⋯⋯⋯ 43

一、起式 ⋯⋯⋯⋯⋯⋯⋯⋯⋯⋯⋯⋯⋯⋯⋯⋯ 43

㈠基本身法的組成 ⋯⋯⋯⋯⋯⋯⋯⋯⋯⋯ 43

1.站式身法 ⋯⋯⋯⋯⋯⋯⋯⋯⋯⋯⋯⋯ 43

2.坐式身法 ⋯⋯⋯⋯⋯⋯⋯⋯⋯⋯⋯⋯ 45

3.行式身法 ⋯⋯⋯⋯⋯⋯⋯⋯⋯⋯⋯⋯ 46

㈡三噓吸 ⋯⋯⋯⋯⋯⋯⋯⋯⋯⋯⋯⋯⋯ 46

㈢三開合 ⋯⋯⋯⋯⋯⋯⋯⋯⋯⋯⋯⋯⋯ 47

二、正功 ⋯⋯⋯⋯⋯⋯⋯⋯⋯⋯⋯⋯⋯⋯⋯⋯ 48

三、收式 ⋯⋯⋯⋯⋯⋯⋯⋯⋯⋯⋯⋯⋯⋯⋯⋯ 48

第二節　健身益智的核心功 ⋯⋯⋯⋯⋯⋯⋯⋯⋯⋯ 49

一、坐轉乾坤功 ⋯⋯⋯⋯⋯⋯⋯⋯⋯⋯⋯⋯⋯ 50

二、強腎功 ⋯⋯⋯⋯⋯⋯⋯⋯⋯⋯⋯⋯⋯⋯⋯ 57

三、運化功 ⋯⋯⋯⋯⋯⋯⋯⋯⋯⋯⋯⋯⋯⋯⋯ 61

四、調神功 ⋯⋯⋯⋯⋯⋯⋯⋯⋯⋯⋯⋯⋯⋯⋯ 78

第三節　抗癌治病的對症功 ⋯⋯⋯⋯⋯⋯⋯⋯⋯⋯ 89

一、抗癌對症功 ⋯⋯⋯⋯⋯⋯⋯⋯⋯⋯⋯⋯⋯ 89

㈠自控氣功抗癌機理初步探討 ⋯⋯⋯⋯⋯ 90

㈡抗癌對症功的功法組成結構 ⋯⋯⋯⋯⋯⋯ 94

　1.築基化淤法 ⋯⋯⋯⋯⋯⋯⋯⋯⋯⋯⋯ 95

　2.三焦抗癌法 ⋯⋯⋯⋯⋯⋯⋯⋯⋯⋯⋯ 95

　3.快速消瘤法 ⋯⋯⋯⋯⋯⋯⋯⋯⋯⋯⋯ 97

　4.消炎止痛法 ⋯⋯⋯⋯⋯⋯⋯⋯⋯⋯⋯ 99

　5.保健防癌法 ⋯⋯⋯⋯⋯⋯⋯⋯⋯⋯⋯100

　6.噓吸開合強胃法 ⋯⋯⋯⋯⋯⋯⋯ 101

　7.聲波導引法 ⋯⋯⋯⋯⋯⋯⋯⋯⋯⋯⋯ 104

二、快速對症功 ⋯⋯⋯⋯⋯⋯⋯⋯⋯⋯⋯ 109

　㈠降壓法〔1、2式〕⋯⋯⋯⋯⋯⋯⋯ 110

　㈡通便法〔1、2式〕⋯⋯⋯⋯⋯⋯⋯ 116

　㈢利尿法〔1、2式〕⋯⋯⋯⋯⋯⋯⋯ 117

　㈣升壓法 ⋯⋯⋯⋯⋯⋯⋯⋯⋯⋯⋯⋯⋯ 119

　㈤腳棍治療法 ⋯⋯⋯⋯⋯⋯⋯⋯⋯⋯⋯ 121

　㈥天地開合法 ⋯⋯⋯⋯⋯⋯⋯⋯⋯⋯⋯ 122

　㈦二田開合行進法 ⋯⋯⋯⋯⋯⋯⋯⋯⋯ 125

　㈧自我按摩法 ⋯⋯⋯⋯⋯⋯⋯⋯⋯⋯⋯ 127

　㈨消炎止痛法（2式）⋯⋯⋯⋯⋯⋯⋯ 131

三、臟腑對症功 ⋯⋯⋯⋯⋯⋯⋯⋯⋯⋯⋯ 131

　㈠強心法 ⋯⋯⋯⋯⋯⋯⋯⋯⋯⋯⋯⋯⋯ 132

　㈡強肺法 ⋯⋯⋯⋯⋯⋯⋯⋯⋯⋯⋯⋯⋯ 133

　㈢強肝脾法 ⋯⋯⋯⋯⋯⋯⋯⋯⋯⋯⋯⋯ 135

　㈣強胃法 ⋯⋯⋯⋯⋯⋯⋯⋯⋯⋯⋯⋯⋯ 137

　　一式 ⋯⋯⋯⋯⋯⋯⋯⋯⋯⋯⋯⋯⋯⋯ 137

　　二式 ⋯⋯⋯⋯⋯⋯⋯⋯⋯⋯⋯⋯⋯⋯ 139

　　三式 ⋯⋯⋯⋯⋯⋯⋯⋯⋯⋯⋯⋯⋯⋯ 141

　㈤疏泄法 ⋯⋯⋯⋯⋯⋯⋯⋯⋯⋯⋯⋯⋯ 141

　㈥臟腑按摩法 ⋯⋯⋯⋯⋯⋯⋯⋯⋯⋯⋯ 151

第四節　延緩衰老的益壽功 ⋯⋯⋯⋯⋯⋯⋯ 155

一、乾坤通絡功 ⋯⋯⋯⋯⋯⋯⋯⋯⋯⋯⋯ 155

二、乾坤吐納功 ⋯⋯⋯⋯⋯⋯⋯⋯⋯⋯⋯ 160

三、站樁功 ⋯⋯⋯⋯⋯⋯⋯⋯⋯⋯⋯⋯⋯ 165

四、靜坐功 ⋯⋯⋯⋯⋯⋯⋯⋯⋯⋯⋯⋯⋯ 166

第三章　自控氣功的配功原則與功法配方 ⋯ 169

第一節　配功原則與依據 ⋯⋯⋯⋯⋯⋯⋯ 169

第二節　功法配方 ⋯⋯⋯⋯⋯⋯⋯⋯⋯⋯ 170

第四章　實踐與探索 ⋯⋯⋯⋯⋯⋯⋯⋯⋯⋯ 176

第一節　自控氣功的治療效果 ⋯⋯⋯⋯⋯ 176

一、短期學習班的療效統計 ⋯⋯⋯⋯⋯⋯ 176

二、自控氣功輔導站的療效統計 ⋯⋯⋯⋯ 176

三、自控氣功醫院的療效統計 ⋯⋯⋯⋯⋯ 176

四、功效病例選錄 ⋯⋯⋯⋯⋯⋯⋯⋯⋯⋯ 177

㈠腫瘤病例選 ⋯⋯⋯⋯⋯⋯⋯⋯⋯⋯⋯ 177

1.腫瘤消失驗例 ⋯⋯⋯⋯⋯⋯⋯⋯⋯ 177

2.腫瘤縮小、穩定，延長生存期，

提高生存質量例 ⋯⋯⋯⋯⋯⋯⋯ 179

3.防止癌瘤復發轉移例 ⋯⋯⋯⋯⋯⋯ 179

4.血癌的遠期療效觀察例 ⋯⋯⋯⋯⋯ 180

5.調整血象，減輕放、化療中的副作用例 ⋯ 180

6.消除或減輕癌腫疼痛例 ⋯⋯⋯⋯⋯ 181

㈡慢性病及疑難病典型驗例 ⋯⋯⋯⋯⋯ 181

1.再生障礙性貧血例 ⋯⋯⋯⋯⋯⋯⋯ 181

2.糖尿病例 ⋯⋯⋯⋯⋯⋯⋯⋯⋯⋯⋯ 182

3.艮性骨瘤例 ⋯⋯⋯⋯⋯⋯⋯⋯⋯⋯ 182

4.腎結石例 ⋯⋯⋯⋯⋯⋯⋯⋯⋯⋯⋯ 182

5.黑硬皮病例 ⋯⋯⋯⋯⋯⋯⋯⋯⋯⋯ 182

　　　6.高血壓病例 ································· 183

　　　7.肺結核空洞例 ······························ 183

　　　8.萎縮胃炎例 ································· 183

　　　9.系統性紅斑狼瘡例 ·························· 184

　　　10.腎萎縮例 ·································· 184

　　　11.扭轉痙攣症驗例 ·························· 184

　　　12.原發性血小板增多症例 ···················· 185

第二節　自控氣功學習班總結選 ···················· 185

　一、河南省工人溫泉療養院第二期氣功

　　　自控療法治療班總結 ······················ 185

　二、腫瘤住院病人在放射及化學治療中應用

　　　氣功自控療法的初步小結 ·················· 188

　三、自控氣功治療肝、膽結石專題小結 ·········· 192

第三節　科研論文選 ······························ 195

　一、自控氣功療法對癌症患者外周血自然

　　　殺傷（NK）率的觀察 ···················· 195

　二、自控氣功療法治療慢性支氣管炎、肺氣腫

　　　90例療效觀察 ·························· 200

　三、自控氣功療法治療血液病初試 ············ 203

第四節　新聞報導選 ······························ 207

　一、自控氣功防治腫瘤研究會在北京成立 ······ 207

　二、全國第一個氣功防治腫瘤研究會成立 ······ 207

　三、自控氣功防治癌症有效首家研究機構

　　　在北京成立 ······························ 208

　四、以為人類最終戰勝癌症作貢獻為宗旨

　　　自控氣功防治腫瘤研究會成立 ············ 208

　五、「吸吸呼」萬歲

　　　——北京密雲自控氣功防治腫瘤聯合醫院見聞 ·· 209

　　六、氣功醫療顯神通 ⋯⋯⋯⋯⋯⋯⋯⋯⋯⋯ 213

附錄： ⋯⋯⋯⋯⋯⋯⋯⋯⋯⋯⋯⋯⋯⋯⋯⋯⋯ 215

　　一、自控氣功常用穴位的體表位置 ⋯⋯⋯⋯ 215

　　二、經絡圖 ⋯⋯⋯⋯⋯⋯⋯⋯⋯⋯⋯⋯⋯⋯ 218

第一章　自控氣功總論

中國自控氣功也稱氣功自控療法。它是氣功百花園中一朵艷麗之花，深受廣大群眾歡迎，在國內外享有盛譽。它的獨特之處是：治病範圍廣、療效快、治癒率高。依據臨床統計，自控氣功治療疑難慢性病和各種腫瘤、癌症的總有效率達90％以上，顯效率達32％。對某些疾病具有立竿見影之功效，故病癒者贈旗稱：「自控神功，功到病除。」

第一節　自控氣功的由來和發展

自控氣功是根據古典氣功≪靈寶畢法≫以及中國醫學理論為基礎，博採氣功各家之精華，結合多年的臨床實踐所創編。許多素材是來自患者的練功小結、體會及典型病例。例如：利尿法、通便法的創編，就是在群眾練功中發現、總結、提高所形成的。

自控氣功於1979年產生。該功的第一個輔導站是在北京地壇公園建立的。自控氣功從公園輔導站發展到1989年2月25日自控氣功防治腫瘤研究會成立，這中間經歷了整整十年。這十年是該會從無到有，從小到大逐步發展的十年；也是本功法不斷總結提高，改革創新探索的十年。

研究會的正式成立，標誌著自控氣功發展進入一個新階段。目前全國25省市已建立輔導站一百多個，擁有輔導員一千五百多人，高級氣功師、氣功師一百五十多人；研究會設有分支機構：分會、研究所、康復中心、醫院、研究組等五

十多個單位，擁有一千七百多名會員。在日本、毛里求斯等國也相繼成立了自控氣功研究機構。截止1989年中國自控氣功已出版了中文、英文、法文等16種版本240萬册功法書籍。自控氣功已形成共35種功目的一套核心功、對症功、益壽功完整系列。

近年來自控氣功向醫療化、系列化、科學化邁進。特別是中國自控氣功對癌症及其他疑難症的非藥物療法所取得的顯效成果，更加引起了各界人士的重視及關注。

在氣功向科學化發展的問題上，中國著名科學家錢學森先生有不少重要論述。他說：「因為氣功，它是用意念來轉移人的功能態，人體科學是研究人和人在客觀環境中所處功能態的學問，……很重要的一個方面就是氣功科學的研究。人體科學的概念，很多突破都是由氣功引起的。氣功是人體科學的一塊『敲門磚』，敲開了這座科學殿堂的大門，才可以登堂入室」。他還說：「氣功、中醫、特異功能三者是今後科學技術革命的核心問題。這三個問題解決不了，科學就不能前進，這三個問題的解決是東方科學的一次大革命。」

錢學森的這些論述，說明了氣功科學的重要性，也為自控氣功向科學化發展指明了方向。

第二節　自控氣功的性質和宗旨

一、自控氣功的性質

自控氣功從用途來說，它是自我鍛鍊、自我調整、自我控制、自我修復的醫療保健氣功。從發展體系上分它是益智延年、性命雙修的道家功法。

自控氣功的總功效是祛病、健身、益智、延年。這四大

功效實現的結果必須是疏經絡、開八脈、運五行、通周天。其理論基礎來自≪靈寶畢法≫，所以自控氣功歸類於道家氣功的體系。

二、自控氣功的宗旨

自控氣功的宗旨是：發展氣功事業，為振興中華出力，為人類造福。

1.發展氣功事業

氣功是中華瑰寶，它有幾千年的發展歷史。氣功為振興中華做出了它應有的貢獻，為人類智慧的開發起到一定的作用，氣功已宏揚天下。

我國人民對氣功愛之如寶，國家對氣功事業也是重視的。我國政府批准成立「中國氣功科學研究」，出版了不少的氣功古典、現代、各類功法書籍。還出版了≪中國氣功詞典≫，≪中國傳統氣功術語詞典≫，≪中國醫學百科全書氣功學≫，≪中醫大詞典≫針灸、推拿、氣功、養生分冊，≪中國氣功學≫等，這些都為發展氣功事業做出了現實貢獻。

自控氣功為發展氣功事業也做了點貢獻，在氣功界有「六個第一」之稱。即：自控氣功首先倡導在全國成立第一個氣功專業組織──北京氣功研究會；自控氣功是第一個向全國推廣的功法；自控氣功第一個得到政府衛生部門批准建立──北京密雲明武腫瘤醫院；自控氣功第一個被氣功領導部門指定評定氣功人員專業職稱──氣功師等；自控氣功的功法書籍第一個被國家譯成英文向國外發行；≪人民日報≫首次向國內外正式公布「自控氣功防治癌症有效，首家研究機構在北京成立」。

這「六個第一」只說明自控氣功的過去，在今後的改革中我們還應繼續奮戰，團結求實，用更大的成果為氣功事業

再添光彩。

2.為振興中華出力

自控氣功的各級人員首先要求自己做社會的人，在功德上心靈淨化，無私奉獻，為振興中華出力。特別是要反對不正之風，不為名，不為利，誠心誠意地做好氣功事業，用自控氣功為人民的健康服務，使社會的人身體健康，激發智能，為社會多做貢獻。

3.為人類造福

世界醫學氣功學會主席、原衛生部部長崔月犁給我們的信中指出：「腫瘤這個世界人類的惡魔，我們一定用各種各樣的方法和手段逐步戰勝它，使其不能在全世界橫行霸道。」自控氣功要用實際行動來實現這一目標。攻克癌症，為人類造福，這是自控氣功的宗旨。

第三節　自控氣功的理論基礎

一、中醫學的基本觀點是本功法的理論基礎

㈠陰陽學說與自控氣功

陰陽學說屬我國古代哲學思想體系，包含著樸素的唯物主義和辯證法的合理內涵，古代運用陰陽學說揭示宇宙一切事物的一般規律。

陰陽學說認為，一切事物都存在著陰陽對立制約和互相為用的關係，而且都在一定限度內互為消長，並在一定條件下相互轉化的運動變化之中。中醫學應用陰陽學說說明人體的生理、病理和指導臨床診斷治療。

中醫學的陰陽學說認為，人體正常生命活動過程就是陰陽對立統一、不斷消長又互相轉化以維持動態平衡的過程。

人體的氣為陽，血為陰，機能為陽，物質為陰。在正常情況下，由於陰陽存在著相互制約，相互為用的關係，因而陰陽消長總是維持在一定限度內（生理調節範圍），表現為「陽得陰濟則陽不上亢，陰得陽和則陰不消沈」的相對平衡狀態，並無陰陽某一方面的偏盛偏衰，此即生理的陰陽消長，及維持陰陽的動態平衡，人體則健康無病，亦即內經中所論的「陰平陽秘，精神乃治」。

在異常情況下，人體的陰陽失去了正常的相互制約關係，形成陰陽的過度消長（超過了生理調節範圍），表現為陰陽某一方面的偏盛或偏衰，形成「陰盛則陽病，陽盛則陰病，陽盛則熱，陰盛則寒」的病理狀態。

如果陰陽的偏盛偏衰不能得到及時調整，繼續發展到極限將會出現「陰陽離訣，精氣乃絕」的瀕臨死亡的狀態。

綜觀上述，陰陽失調是一切疾病最基本的病理改變，「自控氣功」根據上述人體的生理、病理，確定了其總的氣功治療原則——「補虛泄實，扶弱抑強，平秘陰陽」。因而採用了道家氣功著作≪靈寶畢法≫一書中的「匹配陰陽法」為本功功法設計的主導思想。

功法中每一勢子、意念、呼吸等導引方法，均可發揮其調整陰陽的功效。

1.通過「呼吸導引」調整陰陽

根據中醫古籍≪聖濟總錄≫一書中所談，「凡入氣為陰，出氣為陽」的理論，本功中每一功法的起式和收式中均以「三噓吸」（即三次口吐氣，鼻吸氣）為呼吸導引，以增強吐故納新的作用，同時可使已生調的陰陽得以調整。

2.通過勢子導引調整陰陽

根據陰陽學說中：「人體上為陽，下為陰，外為陽，內為陰」的理論，本功設計了通過配合意念向上和向下的導引

以調整陰陽的「升壓功」和「降壓功」、「運化功」等功法。另外本功法中行功手勢的要領——手勢上至膻中，下至丹田，再到胯外的立「8」字導引，也具有調整「上實下虛、協調陰陽」的功效。

3.以動靜結合的練功形式調整陰陽

中醫的陰陽學說認為：靜為陰，動為陽。歷代練功家在練功實踐中總結出「動極當靜，不靜則陽盛而傷神，靜極當動，不動則陰盛而傷氣」的經驗。

自控氣功根據上述理論及實踐，採取了「以行為主，配合坐站」動靜結合的具有特色的練功形式，有利於協調陰陽，調整失控。

㈡五行學說與自控氣功

五行學說屬古代哲學範疇，是古人運用日常生活中最熟悉的五種物質「木、火、土、金、水」的功能屬性和運動變化為代表來歸類自然界的事物屬性，並以五者相互滋生、相互制約的關係來論述和推演事物之間相互關係及複雜的運動變化規律。

五行學說運用於中醫學，主要是概括臟腑組織功能屬性，論證臟腑的相互關係，指導臨床病理分析和診斷治療。

1.五行學說的歸類方法

五行歸類的方法，主要是根據五行的特性，採用「取象比類」的方法，把須說明的事物或現象分成五大類，把相似的屬性，各類事物或現象分別歸屬於五行之中，並運用五行規律來闡述、推演事物或現象的複雜聯繫。

中醫學運用上述五行歸類方法，對人體的臟腑組織、生理病理現象以及人與自然的關係做了廣泛的聯繫，詳見表1。

表1

自然界							人體						
五味	五名	五化	五氣	五方	五季	五行	五臟	六腑	五體	五官	五志	五音	五液
酸	青	生	風	東	春	木	肝	膽	筋	目	怒	角	淚
苦	赤	長	暑	南	夏	火	心	小腸	脈	舌	喜	徵	汗
甘	黃	化	濕	中	長夏	土	脾	胃	肉	口	思	宮	涎
辛	白	收	燥	西	秋	金	肺	大腸	皮毛	鼻	悲	商	涕
鹹	黑	藏	寒	北	冬	水	腎	膀胱	骨	耳	恐	羽	唾

2.五行的相生相克

五行相生指五行之間相互滋生、促進、助長的關係，可促進事物的發生發展。

五行相克指五行之間相互制約、克服、抑制，以維持事物發展變化中的動態平衡。其規律詳見五行制化關係圖。

相生相克是事物正常發展必不可少的條件。中醫學運用五行相克的規律，說明五臟間相互滋生和相互制約的對立統一關係。

自控氣功根據上述五行學說的理論作為闡述功理的理論依據。例如：

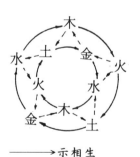

──────→ 示相生

------→ 示相克

五行制化關係圖

①運化功的「四方位八個三丹田開合（預備功）的功法；體現中醫學天人合一的整體觀──人體五臟之氣與大自然五方之氣是互相通應的。各方位做開合使五臟受各方之氣的滋生。

②疏泄功的以木棍揉掌心勞宮穴，通過增強心包經及心

經的功能來增強肝的功能，此為「治子保母法」（肝屬木，木生火，心屬火，為肝之子）。另外疏泄功中的勢子導引，主要是腰功，腰功做好了，可增強腎氣，腎屬水，腎水增強了可滋養肝木，此為「滋水涵木法」。

(三)臟象學說與自控氣功

中醫學的臟象學說包含有藏居於內的各個臟腑及其表現於外部的徵象兩方面內容。臟象不單指內臟的實體，還包括內臟的功能，形成以五臟為中心，配合六腑，聯繫全身各組織器官以及情態活動的五大功能系統。人體的各種功能分別歸屬於五臟。中醫學的整體觀認為，人是一個有機聯繫的整體，其相互聯繫的通路是經絡，全身的信息可在某一局部出現，內臟的功能活動也可以從局部如脈搏、五官、肌膚等反應出來。

人體以五臟為核心的五大功能系統見表2。

表2

五臟	主要功能	開竅	與其他組織的關係
心	主血脈、主神態	舌	血脈、面色
肝	主疏泄、主藏血	目	筋、爪
脾	主運化、主統血	口	四肢、肌肉
肺	主宣降、主氣	鼻	皮、毛
腎	藏精、納氣 主水液代謝	耳	腦、髓、骨 齒、髮

註：A.疏泄：指肝對人體氣機的調節作用。

　　B.藏血：指肝對血液的貯藏和調節作用。

　　C.運化：指脾對食物和水濕的運化作用。

　　D.統血：指脾對血液的統攝、控制、管轄作用。

　　E.宣降：「宣」指宣散，即肺通過呼吸把精微營養物質輸布

全身，以滋潤肌膚毛髮。「降」指清肅下降，肺的宣散功能必須與肅降功能相配合，呼吸才能順暢。

F.納氣：指腎對肺的呼吸有攝納調節作用，肺吸入之氣，須下達於腎而潛藏。

「自控氣功」依據臟象學說的理論，設計了以增強人體五臟功能為核心的一套較為完整系列的各種功法。並根據臟腑的生理、病理及臟腑間的相互關係，以及與外界環境的統一性等問題，探索各種病症的病因、病機、病位，在臨症中有針對性的進行辨證施功：

1.指導臨床辨證施治和功法配方

本功法在臨床實踐中根據病人體質及病情、病位，有針對性的進行辨證施功，合理巧妙地給病人以「功法配方」。例如，腎病以強腎法為主，心血管病以「強心法」為主，肝病以「疏泄功」為主。其次根據各臟腑之間的相互關係，如肝病還要配以強腎法（肝屬木，腎屬水），以達到「滋水涵木」的作用。根據中醫「治肝之病當先實脾」的理論，再配以增強脾功能的「運化功」，或強肝脾法。

2.臟象學說是本功「核心功」組成的理論依據

腎藏精，為人體先天之本；脾主運化，為人體氣血生化之源，故稱「後天之本」，心藏神，對五臟六腑有統帥作用。心、脾、腎的功能對人體生命活動是重要關鍵的臟器，因此將具有增強脾、腎及心神的功法，組合成本功法的核心功。任何疾患都應在練好核心功的基礎上再配有針對性臟腑對症功或病類對症功。

3.臟象學說指導本功的功法設計

根據腎與其他四臟的相互滋生關係，本功法的強心、強肺、強肝脾法等功法的行功要領，均以「強腎法」的勢子導

引要領為基礎。可在增強腎氣的同時，取得增強其他各臟功能的效果。

又如根據「脾氣主升，胃氣主降」的理論，自控氣功設計了「強胃法」的勢子導引和意念導引：一手上舉頭角旁並意念向上搆物的勢子和意念有利於脾主升的功能，另一手在胯旁如抓壇口，並有意念下沈之感有利於胃氣主降的功能，通過一升一降的勢子和意念導引，以促進脾升胃降的功能協調，增強其生理功能。

㈣經絡學說與自控氣功

經絡學說是研究人體經絡系統的生理、病理以及臟腑相互關係的學說，是中醫理論體系的重要組成部分。

經絡內屬臟腑，外絡肢節，溝通內外，貫穿上下，將人體各組織器官聯繫成一個有機的整體，並藉以運行氣血，營養全身，使人體各部分功能活動保持協調和相對的平衡。

經絡是運行氣血，傳遞信息的通路。並能調節機體由於陰陽失調而形成的虛實狀態，調動人體內在的抗病能力。在兩千多年前中醫經典著作≪黃帝內經≫對經絡的生理、病理就有了簡明的論述：「經絡者，所以決生死，處百病，調虛實，不可不通。」

經絡的功能關係到人體疾病的發生、發展和癒後，因而具有調節陰陽偏盛偏衰的作用。人欲健康，首先要使經絡通暢，氣血和調，才能百病不生。一旦因七情（喜、怒、憂、思、悲、恐、驚）或六淫（風、寒、暑、濕、燥、火）的干擾，即可引起經絡阻滯或不暢不通，而致氣血循行不暢，形成疼痛或腫脹等症。

1.經絡系統的主要內容簡介：

經絡系統包括：十二正經、奇經八脈、十二經別、十二經筋和十五別絡。

　　人體五臟六腑各發出對稱的縱行幹線稱為「十二正經」（加心包絡經），十二經脈支派旁出的大小分支，縱橫交錯網路周身，稱為絡脈。

　　由十二經別出而行的經脈稱為十二經別，聯綴四肢百骸之筋肉為經筋，由本經別走相表裡之經的絡脈稱為「十五別絡」。經絡系統把人體的臟腑，肢體百骸，五官九竅，皮肉筋骨等相互聯繫成為一個有機整體。

　　此外尚有奇經八脈：任、督、衝、帶、陰維、陽維、陰蹻、陽蹻。它們不與臟腑直接相連，也沒有表裡配偶關係。奇經八脈交叉貫穿於十二正經之間，起綜合調節作用。十二經脈有如江河，奇經八脈有如湖泊，二者相互滲灌，以維持和協調十二正經氣血及機能的平衡，為實現這一職能，八脈各司其職：

　　督脈主一身之陽經，任脈總任一身之陰經；衝脈自下而上，為十二經之衝要；帶脈如束帶，總束陰陽諸經；陰蹻脈主人體左右之陰脈；陽蹻脈主人體左右之陽脈；二者共同主持人體的運動功能及眼瞼開合。陰維、陽維脈的功能分別維繫周身陰經和陽經，使人體陰陽有序。

　　十二經脈循行部位見表3。

表3

	陰　經（臟）	陽　經（腑）	循行部位陰經行於掌側，陽經行於手背側	
手	太陰肺經	陽明大腸經	上	前緣
	厥陰心包經	少陽三焦經		中間
經	少陰心經	太陽小腸經	肢	後緣
足	太陰脾經	陽明胃經	下	前緣
	厥陰肝經	少陽膽經		中間
經	少陰腎經	太陽膀胱經	肢	後緣

　　手足三陰三陽經脈的行走方向和相互交接規律示意見表4。

表 4

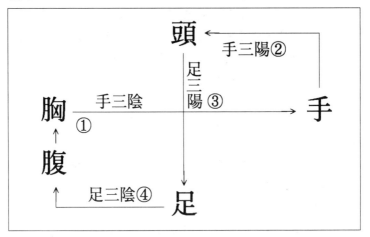

　　十二經脈流注次序示意見表5。

表 5

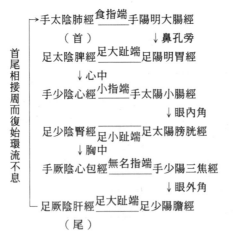

2.經絡學說在本功法中的運用

疏通經絡，開脈迅速是自控氣功的十大功效特點之一。不少沈疴痼疾通過本功法短時期的練功能取得奇跡般的效果，使病人及家屬感激不盡，稱贊本功法「奇妙如神」。

自控氣功的五種導引方法，運用於補泄不同的各種功法中，可作為各種不同的信息，直接作用於經絡，用於激發、啟動經絡的聯絡、運輸、感傳、調節等生理功能，使不暢或不通的經絡系統得以疏通。通過經絡的感傳作用，再進一步把各種導引的信息，傳導到臟腑和各組織器官，以增強和調節臟腑的生理功能，達到治病除痛的作用。

表6是以「強腎法」導引要領對經絡、臟腑的作用為例，來說明「經絡學說」對自控行功的理論指導作用。

表6

姿勢要領	信息作用之經絡、臟腑	功　　效
轉頭	督脈及手足三陽經脈（膀胱、膽、胃、大小腸、腦）	調動全身陽氣，增強陽經所屬器官的生理機能
轉腰	督脈、腎經、膀胱經（腦、腎、膀胱）、帶脈	增強腎氣，健腦，通絡
足跟輕著地	陰、陽二蹺脈（腎、膀胱）	增強下肢運動功能，增強腎氣，明目
足掌著地	腎經（湧泉穴）	增強腎氣
足大趾點地	肝經、脾經	增強肝脾功能
拇、食指相捻	肺經、大腸經	增強肺氣

二、本功以現代解剖學、生理學等醫學理論知識為指導

㈠神經生理與自控氣功

現代科學認為，人是多層次的巨系統。其各個部分密切配合協同工作，需要一個統一的指揮部——神經系統。人要維持生命活動，除必須保持體內環境的穩定外，還需在外環境不斷變化中維持內環境的穩定，這就是神經系統調節作用的結果，調節的方式不外乎「神經調節」和「體液調節」兩大類。

神經系統由中樞神經和周圍神經兩部分組成。中樞神經有控制和調節整個機體活動的作用，周圍神經把中樞神經與全身聯繫起來。

神經系統的分布概況見表 7。

表 7

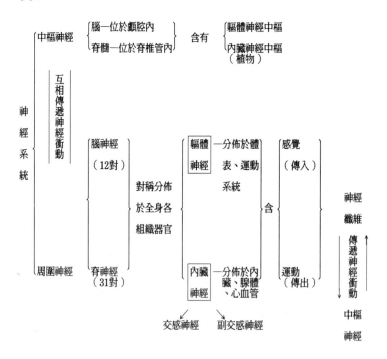

腦由大腦、小腦和腦幹組成。大腦是神經系統的最高級部分，小腦主管協調骨骼肌運動，保持身體平衡，腦幹是連接大腦和脊髓的柄狀結構，腦幹下部為延髓，其最上端是丘腦和下丘腦。

延髓與下丘腦的體表位置在後枕部，即頸後風池穴、風府穴、啞門穴處。延髓的功能是聯繫大腦皮質與脊髓之間的上下行神經傳導束，主管呼吸、心跳，體溫血管運動等生命中樞。延髓發出的植物神經傳出纖維支配頭部所有的腺體及心臟、支氣管、喉頭、食道、胃、胰腺、肝、小腸等內臟器官。

下丘腦的體表位置在兩眉間的「印堂」及山根之間，它與邊緣前腦及腦幹有緊密的形態和功能方面的聯繫，共同調節內臟活動，還可調節腦垂體活動。丘腦下部有調節水鹽代謝的功能，是內分泌系統和植物神經的皮層下中樞，對糖代謝、體溫調節、營養攝取等生理過程都有作用。

自控氣功依據上述中樞神經的解剖生理指導功法設計。例如，本功「核心功」中的「運化功」的勢子導引──「三丹田開合」，以兩手在印堂穴前八次開合，所產生的氣功信息可通過印堂周圍的感覺神經纖維傳入丘腦下部的皮層下中樞，以增強其對糖代謝、水鹽代謝以及內分泌等生理功能的調節作用。

又如，本功「核心功」中的「調神功」中五組式子均設計了以兩手按摩枕後及頸部的勢子，所產生的氣功信息可通過後枕部及頸部的感覺神經纖維傳入延髓與下丘腦，以增強其對呼吸、心跳及血管運動等的管理和調節作用。

生理學理論認為，神經系統是體內信息處理的核心，它在機體的功能調節中起主導作用。人體環境的變化，隨時影響著體內各種功能，神經系統通過其傳入系統不斷地從身體

各部分感受器接受並貯存內外環境中的各種信息，並將這些
信息在中樞進行處理，然後發出指令通過其傳出神經來控制
整個機體各器官系統的活動。

　　植物神經系統又稱「內臟神經或自主神經」，是支配內
臟器官的傳出神經。主要分布於平滑肌、心肌和腺體，在中
樞神經的控制下，調節內臟機能的活動，對機體的生命活動
起著重要作用（如生長、發育、消化、吸收等），按其結構
功能可分為交感和副交感神經，其功能見表8。

表8

器官	交感神經	副交感神經
循環器官	心跳加強加快 腹腔內臟血管 皮膚血管 ｝ 收縮 外生殖器血管 脾臟血管	心跳減慢減弱 部分血管（外生殖器）舒張
呼吸器官	支氣管平滑肌舒張	支氣管平滑肌收縮
消化器官	抑制胃腸運動及膽囊活動	促進唾液、胃液、胰液分泌 ，促進胃腸運動，促進膽囊 收縮、括約肌舒張
眼	睫狀肌鬆弛，瞳孔擴大	睫狀肌收縮，瞳孔縮小
皮膚	豎毛肌收縮，汗腺分泌	
代謝	促進腎上腺髓質分泌，促 進糖原分解	促進胰島分泌

　　從表8可見，交感神經和副交感神經對同一器官的作用
是相互對立的拮抗作用。正是由於這種拮抗作用，二者才能
從正反兩個方面調節內臟器官的活動，使之達到協調統一。

　　交感神經有利於機體活動和應急。如心跳加快，支氣管

舒張，肝糖原分解加速；副交感神經使心跳減慢，消化器官蠕動增強，有利於體力恢復和貯存，在大腦皮質控制下，二者的作用始終處於對立統一之中。

因此，植物神經雖不受人的意志支配，但卻受大腦工作狀態、思想情緒的影響。

「自控氣功」的入靜狀態，可使大腦興奮性降低，情緒穩定，使植物神經充分發揮其對內臟的自主調整作用。大量的氣功臨症實踐已總結出「氣功的調身（形）、調息（氣）、調心（意），對植物神經的影響產生一定的效應。詳見表9。

表9

氣功的三調		交感神經	副交感神經	效　應
姿勢（形）	形體運動	興奮	抑制	心跳加快
	安靜	抑制	興奮	心跳減慢
呼吸（氣）	吸	興奮	抑制	心跳加快
	呼	抑制	興奮	心跳減慢
意念（意）	興奮	興奮	抑制	心跳加快
	入靜	抑制	興奮	心跳減慢

「自控氣功」根據上述植物神經的生理，以及氣功的意、氣、形對植物神經的影響，針對心血管病的基本病因、病理，設計了有益於心血管病康復的「強心法」和「運化功」等使副交感神經占優勢的功法。

例如，「強心法」即是把一般的一呼一吸的呼吸方法改變為「四吸三呼」的調息方法，通過增加「呼」的頻率使副交感神經占優勢。又如「運化功」的正功──「蹺步緩形」以每分鐘2～3步的緩慢行走，使練功者處於高度的鬆靜狀態，使副交感神經占優勢。

　　實踐證明，大量的心血管病人學練上述功法後能使心肌耗氧量降低，心肌缺血情況得以改善，心動過速或心律失常得以控制（詳見「中華氣功」1988年第5期≪自控氣功療法配合心臟按摩治療冠心病≫一文）。

　　人好似精良的自動機器，大腦就像控制中心，各部位都互相聯繫又互相制約地工作，神經系統根據人體的內外環境變化進行調整，維持動態平衡。

　　氣功鍛鍊，人為的改善了機體內外環境，改善和增強了神經系統所固有的調節機能，使機體的各種功能達到最優狀態。

(二)內分泌生理與自控氣功

　　內分泌系統是機體很重要的機能調節系統。它是由許多分泌激素的腺體組成。人體的腺體分兩類，一類是分布在組織內的腺體，其分泌物經孔道輸送到體外或某些管腔中起作用，我們稱這類腺體為「外分泌腺」。如汗腺、淚腺和各種消化腺。另一類是無導管的腺體，分泌物從腺細胞直接進入血液或淋巴，隨血液循環到達一定的組織器官而發揮其生理效應，我們稱這類腺體為「內分泌腺」。

　　人體主要內分泌腺有腦垂體、甲狀旁腺、胰島和性腺。它們各分泌不同的激素，每種激素只能對各自的某些特定的器官，細胞的某些代謝過程起調節作用。某一激素作用的對象器官、組織、細胞稱為該激素的靶器官、靶腺、靶組織、靶細胞。

　　激素的主要生物作用是調節機體的新陳代謝，調節內環境，調節理化因素的動態平衡，調節機體的生長發育和生殖等生理過程，增強對惡劣環境的抵抗力和適應能力。激素是高效能的具有活性的攜帶信息的物質，雖然分泌量很少但作用很大。

激素的分泌量隨機體內、外環境的變化而變化。內分泌系統和神經系統在結構上、功能上都有密切聯繫，幾乎所有的內分泌都直接或間接地受神經系統的支配。反過來，內分泌系統又影響神經系統的功能。如甲狀腺激素、糖皮激素都能影響腦的發育和正常功能。神經與內分泌系統是人體機能調節的兩個密切配合的組成部分。內、外分泌腺活動的調節方式有兩種。

1.反饋調節：即某種激素作用於靶細胞引起特定的生理反應。若該效應達到一定水平時，便會反過來控制這一激素的分泌。反之當激素的效應下降時，反饋抑制便逐漸減弱，使激素的分泌又會增加，通過反饋調節使分泌水平保持在適當的範圍內。

2.非反饋調節：當內、外環境發生急驟變化時，這種變化傳入高級中樞，再經過下丘腦活動，間接地調節腦垂體及靶腺的分泌水平，以適應環境變化。

「自控氣功」入靜條件下可使神經系統與內分泌系統聯繫起來，在體內起著更充分的調節作用。例如，氣功態下可使唾液分泌增多。現代科學研究發現，唾液除具有消化、殺菌等作用外，還具有增強免疫、抗感染作用，縮短凝血時間，以及促進發育，抗衰老和抗癌作用。

高血壓、動脈硬化、潰瘍病等的發病都與緊張狀態有密切關係。這主要是由於人體為適應高度的緊張狀態，而使交感神經長期處於過度地興奮狀態引起腎上腺皮質激素分泌失調所致。不少研究者發現皮質激素對免疫活動有抑制作用。癌症的發生與機體的免疫機制有關，也與情緒苦悶和心理壓抑有關。

緊張狀態除引起上述內分泌的改變外，生長激素、甲狀腺素、性激素、胰島素等也有改變。氣功放鬆入靜正是消除

緊張、解除情緒壓抑的有效方法。它通過改善神經體液的調節功能，使人的生理活動正常化。因此，本功法對由於內、外分泌失調引起的疾病如：糖尿病、高血壓等病有較好的療效。對於某些晚期癌症和癌症病人放、化療期間，也有控制病情進展和減輕病痛、改善症狀的療效。

　　㈢呼吸生理與自控氣功

　　機體在新陳代謝中需不斷地從外環境中攝取氧氣，並排出二氧化碳。這種氣體交換的生理活動叫做呼吸。呼吸是在神經支配下，由呼吸肌舒縮引起胸廓節律性擴大和縮小活動。呼吸方式分為胸式呼吸和腹式呼吸。依靠肋間外肌的收縮、舒張運動，致使胸腔容積變化而進行的呼吸稱「胸式呼吸」。依靠膈肌運動的呼吸稱為「腹式呼吸」。

　　空氣經呼吸道進入肺部，只有達肺泡的部分才具有氣體交換的機會。所以淺短的呼吸時肺泡通氣量較小，而深長呼吸則肺泡通氣量相對增大。

　　從氣體交換率來看，淺呼吸對機體不利，深呼吸雖使肺泡通氣量增大，但能量消耗也增大。氣功鍛鍊的調息則是適當的深度與頻率，並且是柔、細、勻、長的平靜呼吸，消耗能量小，卻可得到較大的通氣量。

　　自控氣功的調息特點是根據病人體質的強弱及症狀虛實的不同屬性，選擇不同的呼吸頻率和不同的呼吸方法。因此，在自控氣功的 35 個功法中採用了「吹息、順式腹式呼吸、逆式腹式呼吸、自然呼吸、噓吸、停閉呼吸六種調息方法。其中運用最多的是順式和逆式腹式呼吸法，從而加強膈肌活動，使膈肌升降幅度增大，胸腔容積增大，增加肺活量，促進肌體氣體的良性交換和胸腔、腹腔的血液循環，增強內臟的功能活動。

　　根據科學實驗得知，人平時的自然呼吸，肺組織大約有

7500個肺泡未被充分利用。不做功時，一般正常人的肺活量大約為3500ml，而在氣功調息時，肺活量可達 7000ml。

鼻、咽、喉、氣管與氣體有熱交換功能。練功時緩慢呼吸可使外界氣體加溫後進入肺部，對身體有溫補作用，夏季用緩慢的呼吸，有利於將體內熱量帶出體外，起清熱作用。

呼吸中樞位於延腦的網狀結構內，它不停地進行著有節奏的興奮活動，這種節律不僅控制著呼吸肌的節律運動，而且有時也擴散到周圍的運動中樞、血管中樞、消化中樞等系統。

大腦皮層在吸氣時興奮性升高而呼氣時則興奮性減低，因此有規律的調息可調整神經功能。

紅血球內的血紅蛋白是血液運輸氧的主要工具，血液循環可將氧從肺輸送到人體各組織細胞。健康人當血液流經毛細血管時，血液通過擴散作用與血管外的組織液進行大量的物質交換，血液中的氧氣、葡萄糖、氨基酸等向毛細血管外擴散，組織液中的二氧化碳代謝產物向血管內擴散。呼吸的實質是細胞內的有機氧化分解為水和二氧化碳，同時是釋放或貯存能量的過程。

氣功鍛鍊的調息，特別是自控氣功的每一功法的起式和收式中的「三噓吸」，可通過柔、細、勻、長的腹式呼吸，增強和改善呼吸系統，促進機體的「吐故納新」。

現代科學研究發現，空氣中的氣體分子經過電離產生帶有電子的氧離子，稱作負氧離子。這種離子在海濱、瀑布及森林地帶中最多，每立方厘米內約有萬個以上。一般的鄉村野外、公園，以及室外空氣清新之處約有5000個，而室內空氣中每立方厘米只有100個左右。

負氧離子不僅能使人有振奮精神、消除疲勞、改善睡眠、降低血壓及抗炎抗過敏的作用，而且還能改善肺的通氣換

氣和刺激造血及調整血液成分的機能。

　　自控氣功根據上述科學理論並結合古典氣功中「多吸少呼」的調息方法，特別強調練功中的調息。要求練功時一定要在室外，選擇樹林、草地、田野、河邊等空氣清新之處。許多體質虛弱的病人通過在良好的自然環境中學練本功法，僅十天左右，普遍感到體力增強，精神振奮、食慾、睡眠改善。

第四節　自控氣的治病機理

　　實踐是檢驗真理的標準。「自控氣功」十年來日益發展，就是以它卓著的療效取信於民的。對於自控氣功的治病機理初步探討如下。

一、自我發氣，自我回授──調動內因，自我調控

　　現代醫學一般認為，健康人體的生理功能是在中樞神經系統──大腦的調控下呈高度的同步和有序化，而「失控」則是產生疾病的根源。「自控氣功」正是根據這一理論，通過一系列功法的不同導引，使練功者「自我發氣、自我回授」，調動其內因，充分挖掘潛力，激活和促進人體固有的「自我調節，自我控制和自我修復」功能，改善已失調的生理機能。

　　「自我發氣、自我回授」即是練功者自己練功所培育的真氣（內氣），通過一定的導引方法經相應的穴位回授於自身，為自己治病、防病。其優越性是「取之不盡用之不竭，經濟方便」。更與依靠他人發氣截然有別。唯物辯證法認為「外因是變化的條件，內因是變化的依據，外因只有通過內因才起作用」。只要練功者持之以恆，練功不停，就可不斷

地培育自己的真氣。當真氣完全調動運行起來在人體周流不息無處不到時，藥力所不及之處它也可達到。實踐中不少中西藥久治無效的沈疴痼疾，通過練功而取效的例子足以證明這一道理。

二、動靜相兼，整體導引——促進血行，祛病防病

「自控氣功」要求練功者在精神安靜、肢體放鬆的前提下進行各種導引。如「靜中求動」，通過各種姿勢動作來幫助排除雜念，進一步促進入靜；「動中求靜」也是「以靜求動」到「以動求靜」，而達到動靜相兼，使練功者進入高度鬆靜的氣功態。

現代醫學認為，「氣功態」可使人的大腦處於保護性的抑制狀態，其耗氧量比睡眠時的耗氧量低10%。中醫學認為，氣功態則是人體養生防病的最佳狀態——「恬淡虛無，真氣從之，精神內守，病安從來」。

「動靜相兼，整體導引」要求練功者將意念、呼吸、勢子等導引協調起來，同步進行。所以自控氣功要求在悠然自得、心曠神怡、美不勝收的意念中配合手足的勢子導引，及不同頻率的呼吸。三者協調一致，達到「緩節柔筋而心調和」的鬆靜狀態，以促進氣行血暢，強身祛病。

三、多吸少呼，積氣生液——氣液相生，補元扶正

氣功理論認為「呼為泄、吸為補」。多吸少呼，即改變平常的一呼一吸，為呼一次吸兩次或吸三次、四次的調息方法，是「自控氣功」補法的調息特點。

古代道家氣功≪靈寶畢法≫一書中的「匹配陰陽法法」論述，「多吸少呼」可以多吸入大自然的有益之氣，少呼出自身體內的元真之氣，使吸入的大自然之氣與體內的元氣相

合，達到積氣生液，聚液生氣，氣液相生的補益作用。這一認識符合中醫學的「氣化」理論。

人體生命活動的物質基礎，氣、血、精、津液是相互為用、相互滋生、又相互轉化的。其轉化的動力源泉是「元氣」。「多吸少呼」的調息方法，是天然的補氣法。

自控氣功強調「多吸少呼」，而且要擇時擇地，在早晨陽氣初生空氣清新之時，有效地進行吐故納新，培育元氣。

四、吹息速行，行氣活血──化淤止痛，攻逐實邪

「吹息速行法」即加快行走速度和加快呼吸頻率。此法為「自控氣功」的瀉法調息和調身特點。它是依據古典氣功《性命圭旨》一書中所論述的：「趨奔太急則動息傷胎」的理論結合中醫學的生理、病理而設計的。這裡的「胎」指寄生於人體內的「怪胎」、「異物」，即中醫學中的「症瘕」一類疾病。快步地急走必然使呼吸隨之加快，氣血運行也加快，可溶解血塊，衝擊「怪胎」、「病塊」。

現代醫學「血液流變學」的理論認為：人體的血液，在心臟泵的作用推動下，沿血管壁流動，其粘度的特點是隨著血液的速度的變化而變化。即血液流速降低則血液的粘度增高，「血液流變學」工作者，曾對大量腫瘤及具有血淤徵象的冠心病、腦血栓等病人進行過血液流變學的檢查，結果發現他們的血液粘度均明顯增高。

可見古代氣功理論所提出的「趨奔太急則動息而傷胎」是符合現代血液流變學的理論的。

五、針對病情，辨證施功──補虛泄實，巧妙運用

中醫學的「辨證論治」即是具體問題具體分析，辨證地看待「病」和「證」。對於臨床中錯綜複雜的病因和千變萬

化的症狀，通過望、聞、問、切四診合參，搜集證據，運用八網進行綜合分析，尋其發病根源，掌握病症的虛實寒熱屬性，進行辨證施功。

針對腫瘤病人因病邪消耗及某些治療上的損傷，以及大多數慢性病人久病必虛的客觀情況，練功初期一般以「核心功」為重點，進行整體調整。

以後再在此基礎上，針對各類病人的病因、病理、病徵，及體質狀況，來確定先攻後補或先補後攻，或攻補兼施，或直攻病灶的不同治療方案。同時還要掌握病情變化，靈活機動地根據病變而改換功法。

辨證施功、靈活機動、整體調整是獲得「自控氣功」療效的保證，也是本功法區別於其他功法的特點之一。

六、補元泄實，平秘陰陽──扶正祛邪，整體調整

「系統論」理論認為，在一個大系統中各個系統的協調平衡是整個系統運轉的決定因素。某一系統的障礙都會造成整個大系統的失調，而整個系統功能的提高也可促進各個系統功能的改善。中醫治療學中「扶正祛邪」的理論體現了系統的這一觀點。

根據上述理論「自控氣功」在臨症中強調整體治療、整體調整。

中醫治療法則的精髓在於「謹查陰陽之所在而調之。以平為期」。病理上陰陽失調，不外乎虛實（太過和不及）兩方面。治療的目的就在於調整和扶助人體的控制系統，使之重新建立起新的動態平衡。因此中醫治療處處注意「祛邪不傷正，補虛不留淤，助陽不傷陰」。

「自控氣功」在臨症中遵循這些法則，通過較為完整而系列的各種功能來調節人體的控制系統。發揮其平秘陰陽，

補虛泄實，扶正祛邪，整體調整的作用。

第五節　自控氣功的功法結構

自控氣功的功法結構是由導引方式、組成程序、功法系列三大部分所組成。

一、導引方式

㈠意念妙用

自控氣功的意念活動不是死守某個部位，而主要是通過功法命名的方式巧妙地將意念導引貫穿在功法之中，這就是妙處。

例如：強腎功，首先發出的信息信號就是強腎。練功者在意念中加強腎的功能已占領「神」的陣地，這樣「神」的主導作用就在練功全過程起到以意領氣的作用。氣隨意行，功效在腎，這就是意念的妙用。

㈡呼吸導引

自控氣功的調息作用主要是通過調整呼吸頻率來實現的。自控氣功有五種基本頻率，即：一吸一呼；二吸一呼；三吸三呼；四吸一呼；四吸三呼。

自控氣功除以上五種基本頻率外，還有復式頻率。它是指把兩種以上的頻率重疊在一起使用。例如：一吸一呼加二吸一呼，組成復式頻率，即：吸呼、吸呼、吸吸呼（築基化淤法就是此頻率）。

自控氣功採取的調息方法有三種：自然呼吸、腹式順式呼吸、腹式逆式呼吸。

㈢姿勢導引

1.轉頭轉腰角度：行式身法中，頭、腰的左右轉角以身

體中線為基線,一般不超過45度。

2.臂與手的運動範圍和路線:立「8」劃弧,三點到位(環跳、膻中、丹田)。兩手勞宮穴對自身擺動。

3.運動的基本方式:自控氣功的基本身法為:站、坐、行。身體整體運動為:升、降、開、合、轉。手、足運動為:點、捻、搓、敲、摩、捏、壓、翻等。

㈣聲波導引

聲波導引主要用於吐音法。吐音法是通過次聲波共振來實現聲波導引的。音頻在80分貝左右為宜。聲量大小要根據臟腑的性質需要和病症對症的需要而定。

㈤器械導引

器械導引的方式,主要是通過手、足揉搓登滾木棍來調動手、足要穴區域而達到功效。

二、組成程序

自控氣功的組成程序是:

起式(基本身法、三噓吸、三開合)→正功(功法的核心內容。例如,強腎功的正功包括呼吸頻率、呼吸方法、頭腰轉角、手的到位點、步數等)→收式(三開合、三噓吸、基本身法)。

起式主要是調動氣機為練正功作好準備;正功是實現功效的核心內容和主要手段;收式的重點在於養氣。

三、功法系列

㈠健身益智核心功

健身益智核心功主要由下列功法組成:

1.坐轉乾坤功(可調動、控制人體全局);

2.強腎功(調動腎氣,滋補元氣);

3.運化功（調理脾胃，調動控制後天之本）；

4.調神功（調動調節中樞系統，發揮神的主導作用）。

㈡加強臟腑功能、治病抗癌對症功

1.臟腑對症功：主要是加強臟腑功能，治療本臟腑疾病的功法。它們是：強心法、強肺法、強肝脾法、強胃法（1、2、3式）、疏泄法（肝）、臟腑按摩法。

2.抗癌對症功：主要防治癌症的對症功法。共有七法：築基化淤法、三焦抗癌法；快速消瘤法、消炎止痛法、噓吸開合強胃法、呵息吐音法、保健防癌法。

3.快速對症功：主要是針對病症的快速療法，具有立竿見影之功效。具體功法如下：利尿法（1、2式）、通便法（1、2式）、降壓法（1、2式）、升壓法、天地開合法、二田開合行進法、自我按摩法、腳棍法。

㈢養生延年益壽功

養生延年益壽功由下列功法組成：乾坤通絡功、乾坤吐納功、站樁功、靜坐功。

自控氣功功法系統，依性質、功效、特點之不同，共分為以上三大類。

三類功法別具一格，既分工明確，有針對性，又相互關連互為作用，形成具有功法結構特色的完整系列。

第六節　自控氣功的特點

自控氣功的特點，概括起來有十個方面。

即：三調統一，妙而運用；

　　以行為主，配有坐、站；

　　多吸少呼，補元儲能；

　　自調自控，動靜相兼；

對症施功，辨證施治；
疏經活絡，開脈通天；
功理功法，科學系列；
男女老少，久練安全；
袪病健身，益智延年；
應用廣泛，功效速顯。

第七節　自控氣功的場地選擇與練功方法

一、自控氣功選擇場地依據的原則

1.自然條件：選擇空氣清新、負離子多、濕度適宜的地方。

2.地理環境：幽雅安靜、地面平坦；依山傍水、樹木林蔭、有花有草、清水河邊、田間之路。總之，要從實際出發，因地制宜。

3.磁場適度：場地要避開高大金屬建築物、高壓線等。

4.特殊選擇：除利用自然條件、地理環境的優勢外，舉辦特殊專類病班時要注意選擇有醫療應急的地方。如辦矽肺、心臟病、糖尿病等專類病班，必須把場地選擇在設有急救的醫院附近。

二、自控氣功的練功方法

1.主要方式有兩種：①集體教練，此方法適宜初學者和治療階段。②個人練，適合老學員及病癒後者提高氣功層次時練功。

2.根據功法的性質、用途及體況和練功過程中情況，選用功法。

3.科學掌握練功時機：

①根據季節的變化，依季節所屬及五行生克關係安排練功重點。如秋天，秋屬金，金又是肺所屬，所以肺在秋天功能最強。

被肺所克的臟腑——肝（屬木，金克木）功能最弱，所以秋天要多練強肝脾法。如果肺有病，在秋天多練強肺法，病易徹底痊癒，因為秋天肺的功能強，再加上多練強肺法，所以易徹底痊癒。

②掌握子午流注時間，按經絡流注時間練臟腑功和對症功，功效顯著。在治療階段如果按日常安排時間練功，功效不佳者應改在子午流注時間對症練功必有效果。子午流注與時間、經絡對照詳見表10。

表10

時辰	時間	十二正經
子	23時— 1時	足少陽膽經
丑	1時— 3時	足厥陰肝經
寅	3時— 5時	手太陰肺經
卯	5時— 7時	手陽明大腸經
辰	7時— 9時	足陽明胃經
巳	9時—11時	足太陰脾經
午	11時—13時	手少陰心經
未	13時—15時	手太陽小腸經
申	15時—17時	足太陽膀胱經
酉	17時—19時	足少陰腎經
戌	19時—21時	手厥陰心包經
亥	21時—23時	手少陽三焦經

　　③一天內，子、午、卯、酉四大時間練功，功效好。如練坐轉乾坤功，子時為最佳。因為這四個時間是陰、陽消長，變化時間，也是練功最好時機。

　　4.根據體況、病情的變化時機，科學辨證練功。要做到情況變了，功法也要變。這樣才能適應變化了的情況，這就是科學辨證練功。

　　5.按臟腑屬性選擇練功方向；按五行相生安排練功順序。例如：心的屬性為火，火為南方，故練強心法時，應面向南方，泄心火，調腎水，水火既濟。肝屬木，木生火，所以按五行相生順序，練完強心法後應練強肝脾法以提高功效。

　　6.按功法性質掌握練功原則：

　　①核心功是健身益智延年之功法，同時也防治疾病，故應天天練。

　　②對症功有嚴格的針對性，所以要適時選擇練。

　　③益壽功是養生延年之功法，應及時練。在身體沒有病的情況下應練益壽功和核心功，這樣既易於提高氣功層次，又有利於提高身體素質。

　　④練功要循序漸進，不可急於求成。特別是要正確對待氣功層次的提高問題，不可強行追求。

　　⑤體變、病變、法改，及時自調自控。

　　⑥堅定信心，持之以恆。

第二章　自控氣功的功法系列

第一節　功法緒篇

　　自控氣功的功法是根據功法性質、功效、特點之不同而組成。它包括健身益智的核心功；加強臟腑功能及治病抗癌的對症功；養生延年的益壽功三大類。功法結構程序分起式→正功→收式三個部分。練功的方法、方向與時間，因功法性質之不同而各異。

一、起式

　　起式包括基本身法、三噓吸、三開合。

　　㈠基本身法的組成

　　自控氣功的基本身法包括站式身法、坐式身法、行式身法。基本身法的姿勢正確與否，關係到練功者的練功全過程和功效。所以基本身法是學練自控氣功的入門之法。初學練者必須打好基礎。

　　1.站式身法（或稱站樁功法，見圖1、2）

　　主要功效：放鬆入靜、氣沈丹田、安神益氣，對發動真氣，提高身體健康素質有明顯效果。

　　功法要領：

　　①兩腳平站，與肩同寬。身體重心放在兩腳後跟約兩寸處（與脛骨垂直的部位），兩腳平行間距與肩同寬站穩。

　　②屈膝圓襠。兩膝微曲，向外略開，膝蓋不超越腳尖。

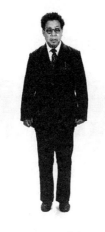 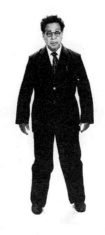

圖1　　　　　　　圖2

③鬆胯鬆腰。胯放鬆臀部略向後坐；腰椎節節放鬆，好似處在似坐非坐的態勢。在鬆腰的一瞬間，鬆腰、屈膝、鬆胯、圓襠密切配合，全身氣血暢通。

④收腹提肛。小腹微內收，意念輕輕上提肛門之感。

⑤含胸拔背。胸部微內含下陷，兩肘稍外展，胸部放鬆。背部脊骨放鬆直立。含胸與拔背相互協調而制約，保持身軀中正垂直而放鬆。

⑥垂直墜肘。肩部放鬆既不上端又不下溜。墜肘就是肘尖部微外展放鬆。

⑦鬆腕虛腋。腕關節下垂放鬆，上臂與腋下保持一定距離，好似腋下容納一個雞蛋。

⑧懸頂收頷。百會穴與天垂直，下頷內收，懸頂與收頷兩者協調而制約，防止低頭或仰頭，保持頭頸部中正而放鬆。

⑨閉目合唇。兩眼垂帘，留有空隙，視而不見。兩唇微閉，以防泄氣。

⑩舌舐上腭，面帶微笑。舌尖微抵上齒齦處。面對微笑

，以利臟腑放鬆。

站式身法總的要求是心安神靜，為練自控氣功打好基礎。

2.坐式身法（見圖3）

坐式身法分自然盤坐，單、雙盤坐和平坐式（屈腿坐凳式）。自控氣功的坐轉乾坤功要求自然盤坐或單、雙盤坐。坐式身法的要求：上體與站式身法相同。兩手放在兩膝蓋處，兩掌心向下，腕放鬆，十指舒展微曲。單、雙盤坐時手式也可以做天地人式、子午式皆可。

天地人式：兩掌重疊，左手放在右手上，掌心向上，兩大拇指微微相接勿用力，置於臍下丹田處。

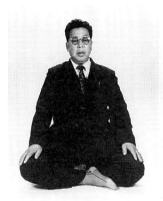

圖3

子午式：左手中指與大拇指相接勿用力，右手大拇指穿過相接的圈，輕按在左手中指根處，右手的中指尖與左手的中指根相接，置於臍下丹田處。

兩腿的要求：自然盤坐，雙腿交叉盤起，男左腿在裡，腳跟抵在會陰穴上（女與男相反），右腿在外，放於左腿下或外皆可。單盤坐，男左腿在下，右腿置於左腿上，右腳跟靠在左腿根處與腹相接。雙盤坐，將左腳置於右腿上，同時將右腳置於左腿上，兩腳心朝天。平坐式，端坐在凳子或床邊處，兩腿與凳子、床邊成90度，兩腳平行落地，與肩同寬。調神功或按摩功以及轉小棍等均可用此式。

坐式身法的主要功效：坐式身法易啟動，真氣而不外散，有益疏通經絡，打通奇經八脈，乃至易出內視。所以坐式身法也是探索氣功奧秘，提高氣功層次的重要手段。

3.行式身法（見圖4）

　　主要功效：自控氣功的特點之一，就是以行為主。在行進中練功能增強臟腑的功能活動，有利行氣活血，扶正袪邪。

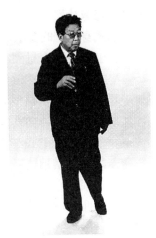

圖4

　　行式身法的要領：要求在行進中將調息（呼吸）、調身（姿勢）、調心（意念）三者協調統一。調息配合調身，調身在調心主導之下。調身總的要求是：頭帶腰轉，腰帶臀擺，轉腰不轉胯。在行進中頭頸部隨著步速左右轉動，以調動匯經大椎穴的經氣，轉腰以激發腎之經氣。行進中頭仍保持懸頂收頷，上身正直。補法先出右腳，泄法先出左腳。邁步時腳蹺起，落地時腳跟先著地，以調動兩蹺脈的經氣，加強腎經與膀胱經的功能，有利袪病健身。在行進中手的擺動姿勢，要求從環跳穴→膻中穴→丹田→環跳穴，立「8」導引三到立。補法兩手內劃弧，泄法兩手外劃弧。

　　㈡三噓吸

　　三噓吸的主要功效：調動氣機，平衡陰陽，鬆靜安神。

　　三噓吸的要領：站式身法姿勢，靜站片刻後，兩手輕輕合攏於丹田處，男左手在下，右手在上，內外勞宮穴相重合（女與男相反）。三噓吸時，噓用嘴，吸用鼻，實際就是口呼鼻吸法。噓時邊噓邊鬆腰下蹲（見圖5）。蹲時兩膝不超出兩腳尖。噓時不要將氣呼盡要留有餘地，噓時氣要均勻。吸氣時不要起身，待吸得適當時再緩緩起立（見圖6）。通過連作三次深、細、勻、長的噓吸（如此稱為三噓吸），可促進人體的氣體交換，使氣血正常運行。實症病人做抗癌功

法時三噓吸應先吸後噓，此為泄法。

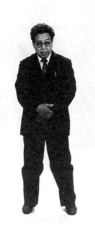
圖5

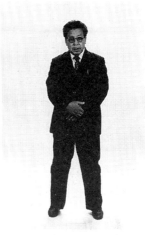
圖6

(三)三開合

　　三開合的主要功效：通過兩手手背相對外開和兩手手心相對內合，使太陽神經叢發生氣功反射弧，形成條件反射，促使太陽神經叢發生生物電。其磁場向四周傳導，作用於微細血管，使之舒張，減低血管壓力，減經心臟負擔，改善血液循環。

　　三開合的要領：三噓吸完畢，接做三開合。開合時兩手腕、手指放鬆，處於自然狀態。外開時兩手背相對指尖朝前，開寬二尺左右，高度與丹田平行（圖7）。合時兩手心相對（圖8），合於丹田前（圖9）。如此開合三次為之三開合。

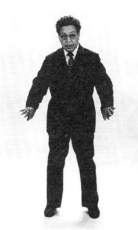
圖7

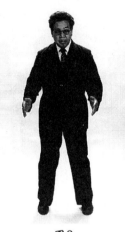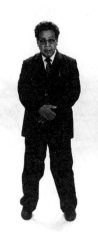

圖8　　　　　　　　圖9

三開合時初學者不配調息，熟練之後開始呼氣，合時吸氣；還可加調心，令體內濁氣、病氣隨兩手外開而排除，合時把新鮮空氣隨兩手內合而歸丹田。三開合之後接做正功。

二、正功

正功是功法組成程序中的主要產生功效的部分，也是每一功法的核心。如強腎功的正功都部分包括：兩吸一呼的呼吸頻率、導引方法、步速、一次功時等；吐音法正功包括：高、低、導引方法、吐音數術等，修煉者必須掌握好正功的要領，實練深悟，必受益。

三、收式

收式是練功結束時必須的程序。它的主要功效在於養氣。把練功中培養的精華之氣收歸丹田，以便調控。

收式的主要內容：三開合、三噓吸、基本身法。作法與起式同，只是順序不同。收式的順序是三開合→三噓吸→基

本身法。以站式身法為例：三噓吸之後，兩手自然放下，虛握空拳，靜站片刻，收回左腳，放棄意守，舌體放平，睜開兩眼，緩慢地活動，以利養氣。

第二節　健身益智的核心功

核心功是自控氣功系列中的精華。它的主要功效是：調節氣機，平秘陰陽，健腦安神，通經開脈，祛病保健，益智延年。它所以稱為自控氣功的核心功法，其理由有三。

其一，核心功是條煉精、氣、神的重要方法。氣功修煉的核心內容就是人之三寶精、氣、神的生化反應。精──人體之物質基礎，古人云：「精者身之本」。氣──生命活動的動力，人生命的維持有賴於氣，古人說：「氣絕人亡」，「氣生於精，精化氣」，精是氣之源。神──神為人的生命主宰，主宰人的思維和精神運動。神是精氣共同作用的總體現。所以古書記載「氣化神」、「氣者神之主」。中國醫學認為，「形與神俱」，「得神者昌，失神者亡」。精、氣、神三者為生命的根本，人之三寶，是氣功修煉的核心內容。核心功就是通過「三調」的有機統一妙而運用來加強、調動、提高腎的功能，心、腦之功能，從而促進生化過程，更好地修煉氣功的核心內容，以達到練功之目的儲存人體能量，少耗能量。

其二，核心功是調動、加強、提高人體主要器官功能的功法。中國醫學認為，腎是先天之本。腎是人體中極為重要的器官，是機體生命活動的動力源泉。強腎功就是補元儲能加強先天之本作用的功法；運化功是健脾強胃促使後天之本更好發揮作用的功法；調神功主要是調控心、腦功能、使神的主宰作用充分發揮出來；十二正經、十五絡脈、奇經八脈

關聯臟腑,通達周身,坐轉乾坤功可通經活絡,開八脈,通周天,對人體的全局可全面調控。所以常練核心功,可調動、加強、提高人體主要器官的功能,使人健康長壽。

其三,核心功的功法特性是具有鮮明的雙重性。強腎功、運化功、調神功、坐轉乾坤功,它們的共同特性是既能調動、加強、提高臟腑功能,又能防治疾病健體強身,既能激發人體潛能延緩衰老,又能開脈通天提高氣功層次和功力。

一、坐轉乾坤功

本功是自控氣功系列核心功的核心功法。它的突出特點是能控制人體的全局,並具有鮮明的雙重性。它的雙重性表現在既有加強臟腑功能,袪病健身的針對性,又有提高氣功層次的激發性。所以常練此功,必有袪病、健康、益智、延年之功效。

㈠功理

我國古人在≪周易≫中所述:「立天之道,曰陰與陽;立地之道,曰柔與剛;立人之道,曰仁與義;兼三才而兩之,故易六畫而成卦」,≪陰符經≫指出:「天地,人之盜;人,萬物之盜;萬物,人之盜;三盜既宜,三才既安」。「三才」即指天地、人、萬物。≪養身心論≫中說:「盡心知性是以氣貫三才」。由此可見古人早已認識到天地、人、萬物之間的互為依存的關係,以及相互關係中的奧妙。

天地、人、萬物本源一氣。人在天地、萬物之中不斷地吸取天地、萬物之精氣;而萬物也不斷地與人爭精氣;天地則不斷地吸萬物之精氣。如此循環不已。

坐轉乾坤功就是根據天、地、人的奧妙關係,設計出這套加強人體機能,使人不斷地吸取天地、萬物之精氣,以調動、補充體內之元氣,理想地改善、調節人的生理功能。使

人更好地適應客觀規律，通過練力達到天、地、人合一。

　　中國醫學告訴我們：人的經絡分佈與臟腑直接相連，經絡暢通與否是人體賴以生存的重要因素。坐轉乾坤功，直接控制、打通主要經絡和關鍵穴位，把人體作為一個整體來修煉。會陰穴是人體奇經八脈的總根，是人的生死穴，上通泥丸，下達湧泉。會陰穴也是人體任、督、衝三脈之始，「生精之源」，治病強身之重要部位。

　　本功以尾閭、會陰穴為旋轉的主要軸心點，在旋轉中不斷啟動尾閭和會陰穴，以增強、調動人體一身之精血，有利於加強、調動、調節、改善五臟六腑之功能。還可以固精壯陽，補陰益氣。大椎穴是六條陽經和督脈之匯，本功在旋轉中左右轉頭，可不斷地啟動大椎穴，以使六條陽經和督脈順暢通達。腰是腎之府，腎是人體先天之本。如果腎陰、腎陽不足，便會影響到人體的生長發育，人的生殖和各臟腑的正常活動。

　　本功轉腰可使腎的功能加強，從而調動、調節腎氣。腎氣充足可改善和加強心、肝、脾、肺的功能。

　　從現代醫學的觀點看，本功法要求上身在前後左右旋轉中俯身和仰起，在運動過程中無疑對五臟六腑諸器官起到多面體、多角度、多力點的自我摩擦作用（自我按摩）。因而可使血液循環和胸腔、腹腔內的各神經和器官的生理功能得到增強、調節和改善。所以，本功對消化系統、血液循環系統、神經系統、內分泌系統的疾病普通可以治療和改善。

　　現代科學「量子場」理論認為：宇宙中存在各種「場」，而地球磁場是其中的一種。因為人體也是個宇宙中的「小宇宙」，上與天相接，下與地相連，人體也存在著生物磁場，磁場的極限以肚臍為中心，上為南極，下為北極。

　　所以人生活在天地、萬物之中，天地磁場對人體生物磁

場的直接影響，既受其滋養，又受其制約。人體生物磁場如果不能適應天地磁場變化的影響，人體生物磁場便會發生障礙，因而產生人體的氣滯血淤等，使人生理、病理改變，日久則形成疾病。坐轉乾坤功就是為使人體適應天地磁場變化而設計的。練此功時，人體在均勻地圓周等速旋轉，可不斷地調整人體生物磁場，使其與天地磁場相適應，因而可消除病因，袪病強身。

現代科學「控制論」認為：動物在自然界的活動，生態的平衡，正是受大自然本身自我調節能力控制的。

那麼，人體各系統功能的發揮和協調也是受人體本身自我調節能力控制的。所以，本功通過旋轉、多面體、多角度、多力點的摩擦作用，對五臟六腑功能調節也是受人體本身自我調節能力控制的。因而調動人體本身自我調控、自我修復的能力，來加強人體自身建設是符合現代科學的。是以現代科學為依據的。

㈡功法

功法結構程序是：起式→正功→收式。

1.起式：坐式身法、三噓吸、三開合。

坐式身法：在床上自然盤坐（臀部加一坐墊高不超過二寸，男左腳跟抵住會陰穴，女相反）。盤坐有困難者，可兩腳心相對散坐，以舒適為宜。兩手心向下輕放在兩膝上。懸頂收頜，雙目垂簾內平視、舌舐上腭，面帶微笑，全身放鬆，靜坐片刻（圖10）。

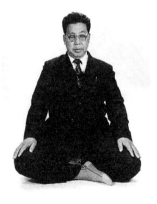

圖10

　　三噓吸：口噓（噓時上身微後仰），鼻吸（吸時上身略前俯），共做三次（圖11、12、13）。

　　三開合：三噓吸後，兩手緩慢地移開丹田處（丹田，臍下一寸五），兩手背相對，手指向前，向外開寬二尺（圖14）

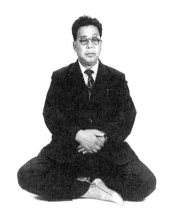

圖11

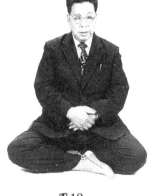

圖12

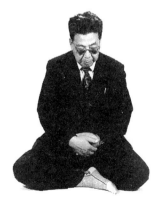

圖13

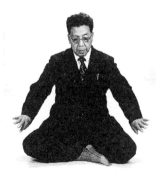

圖14

，翻轉兩手，手心相對合至丹田處（圖15），共做三次。

　　2.正功：

　　①三開合後，兩手仍放在膝上，全身放鬆，靜坐片刻（圖16）。

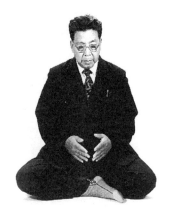

圖15

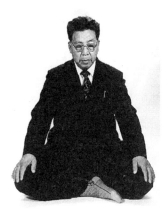

圖16

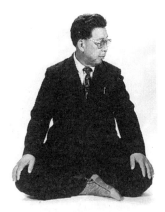

圖17

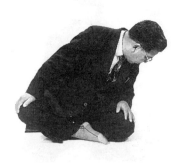

圖18

②旋轉方法：男頭向左勻速緩慢轉至缺盆穴（圖17）（女右轉），同時頭帶腰轉動，頸、腰部轉至極限時，頭帶腰向前斜下方從左（圖18）（女右）至右轉動（圖19），轉至正中時頭與頸成一平線（圖20），頭微前伸，似有頸椎拔長

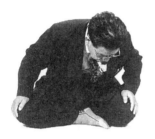

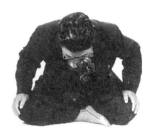

圖19　　　　　　　　　　圖20

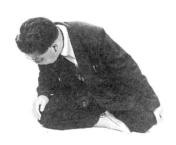

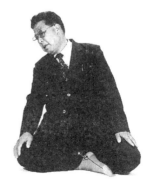

圖21　　　　　　　　　　圖22

之感。頭腰順勢繼續向右方慢轉（圖21），至後極限時，身體略向後仰（圖22），順勢轉至後中線頭轉至正中時上身調正（圖23），將口中的津液慢慢下嚥。之後，微微收頷一次，保持坐式身法姿勢（圖24）。依此連做九次，然後反方向再做九次。熟練後可左右各做十八次或三十六次均可。

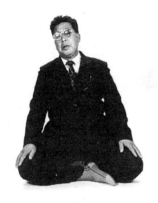　　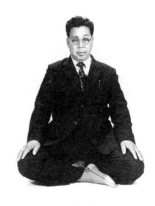

圖23　　　　　　　　　　圖24

③旋轉速度：每圈1～2分鐘。

④呼吸方法：自然呼吸。

⑤意念活動：初練時，可把自己想像為圓球體，放置在地球上，自身內的各組織器官同地球一樣在宇宙中緩慢悠然地轉動，永不停息的旋轉。也可默數圈數旋轉。熟練後可不加意念；進入自轉狀態時，可順其自然，任其發展，不加控制。

⑥坐功方位：面南背北。

⑦練功時間：子時為最好，其他時不限，神經衰弱、失眠者在睡前一小時做功為佳。

3.收式：三開合；三噓吸、靜坐（時間長短自行掌握）。

㈢功效及適應症

本功的功效在於增強調節臟腑功能，調動腎氣，固精壯陽，補陰益氣，疏通經絡，健身防病，益智延年。

主要適應症：神經衰弱、失眠、萎縮性胃炎、結腸炎、肝炎、腎炎、皮膚病、婦科病、糖尿病、頸椎、腰椎疾病。

二、強腎功

強腎功是核心功中滋補元氣的主要功法。它的主要功效：強腎益精，生髓通絡，養血生津，滋補元氣。

㈠功理

強腎功的理論依據主要有三。其基本原理是多吸天地之正氣以充盈元氣，達到練功儲能之目的。少消耗體內的元氣是防病健身長壽的重要方法。

1.氣功經典≪靈寶畢法≫是強腎功功理的主要依據。

我國氣功經典≪靈寶畢法≫中指出：「於卯卦陽升氣旺之時，多吸天地之正氣以入，少呼自己之元氣以出。使二者相合，氣積而生液，液多而生氣，乃匹配陰陽，氣液相生也。」這裡所說的「卯卦」就是指早晨五至七點鐘的時候。此時初陽上升，大地舒展，空氣清新，萬物生機。強腎功就是依此理設計。在此時練功，多吸天地之正氣，少呼自己之元氣，使陽氣、元氣存於身內，經過閉氣階段的混合，使之生化為五臟之液。經過蓄積，又生化為腎氣，腎氣歸丹田，又補充人體內之元氣。元氣足，其生化機能隨之增強，這就能使因內氣運行機能不足而形成的症狀自然消除，以達祛病強身之目的。

2.腎的功能是強腎功功理依據之二。

腎，人體五臟之一，與膀胱相表裡，位於腰部後腹壁脊椎兩側。左腎上端平第 11 胸椎，下端平第 2 腰椎；右腎上

端平第 12 胸椎，下端平第 3 腰椎。在體為骨，其華在髮，開竅於耳。

腎為先天之本，在人體中是極為重要的臟器，主藏精。腎主水，合三焦、膀胱二腑主津液，與肺、脾兩臟共同參與體內水液的代謝和調節，所以它又是人體水液代謝的重要器官。

腎上連肺，為元氣之根，主納氣。腎合骨，精生髓，髓通於腦。腦、髓、骨的生長與功能和腎氣盛衰關係密切。人的生殖、發育、成長、衰老都與腎有直接關係，人的生命過程是不斷地消耗腎精的過程，隨著腎氣的衰退，人體也就逐漸趨向衰老。強腎功的設計就是依腎的主要功能，通過各種導引方式，特別是呼吸頻率以多吸少呼的方法來加強腎的功能，延緩腎的衰老過程，以滋補元氣，補腎益精。

3.現代科學為指導是強腎功的功理依據之三。

現代科學認為：人體是有生命的磁體。人體的極限是以肚臍為中心，向上到手中指為南極（S），向下到腳中趾為北極（N）。生命磁體具有上下、左右、前後之分，是各向異性的「磁」體。生命與磁場關係十分密切。同大自然中的磁體一樣，在人體及其周圍也存在著「磁場」並由此產生電場。由於人體磁場在有規律地運動，外界磁場與人體磁場也在相互影響。

在遺傳工程中，可以利用非均勻磁場來改變DNA分子中礆基結構，和氫離子的隧道效應，從而導致遺傳密碼的變化，產生遺傳異變。在外磁場的影響下，紅血球會發生旋轉，使流通的血液對血管壁的側壓降低，使血壓明顯下降。在交變磁場的作用下，有利於治療血液循環系統疾病，增強內分泌的活力，調節生化反應的酶，血液以及其體液代謝的平衡，起到疏通經絡，調和氣血的作用，以利滋養元氣。

⑵**功法**

1.功法組成程序：起式→正功→收式。

2.呼吸頻率（鼻吸鼻呼）與腳步示意見表 11：

表11

‖：吸吸	呼 0：‖
（右腳）	（左腳）

3.導引方法：

①頭、腰：以身體中線左右轉角45度；

②手：兩手內劃弧，做立「8」式導引。運動路線：環跳穴→膻中穴→丹田→環跳穴，三點到位。

③足：提腿時自然狀態，落地時足跟先落地，同時足尖上蹺。

④意念活動：以一念代萬念（或聽自己的呼吸等）。

4.步速：每分鐘50～60步。

5.一次做功時間：30分鐘。

6.起功方向：面向南方或東方。

7.適應症：各種腎炎、腎積水、多囊腎、水腫、血液病、糖尿病、肺病、心血管病、不孕症、遺精、結締組織病、癌症等。

【功法分解】

起式：站式身法、三噓吸、三開合、下接正功。

正功：行式身法，先出右腳，腳跟著地同時吸氣一次（圖25），腳掌落平時再吸氣一次（圖26）；出左腳，腳跟落地時呼一次（圖27），腳掌落平時不吸不呼（圖28）。出右腳時，左手從環跳穴沿身軀內劃弧上提至膻中穴再沿任脈導引到丹田，爾後回環跳穴處。出左腳時，右手動作同左手。頭、腰、手的要領：頭帶腰轉，腰帶臂、手擺。行進中轉

腰不轉髖。呼吸要短促稍有力，有節奏感。全身要放鬆，不要端肩或溜肩。呼吸方式：腹式逆式呼吸。

收式：三開合、三噓吸、站式身法。

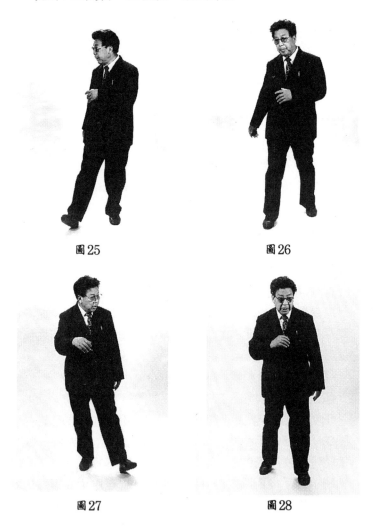

圖25　　　　　　　　　圖26

圖27　　　　　　　　　圖28

三、運化功

運化功是核心功的重要功法。因為它的主要功效是提後天之本脾的功能。本功正功是根據脾性和緩的特性而設計的。通過「蹺步緩行」促進脾氣與自然之氣和各臟腑之氣的互相交流、互相滋生、互相制約來達到強身治病和提高人的智能及養生益壽之目的。

㈠功理

1.運化功是根據脾的主要功能和特性為理論依據而創編的。

脾的生理功能是主運化，統血、主肌肉及四肢。脾與胃相為表裡，脾開竅於口，其華在唇。人體後天的營養充足與否，主要取決於脾胃的共同作用，故脾胃稱為「後天之本」。

在功能上，胃主受納和腐熟水谷，脾主運化水谷，輸布精氣津液，兩者分工合作，相互依賴。

在性能上，脾為陰臟性和緩，惡濕而喜燥；胃為陽腑，惡燥而喜潤，脾主升，胃主降，兩者相輔相成，保持協調平衡。

脾統血：脾有統攝血液的作用。如≪血證論≫臟腑病機論說：「經云脾統血，血之運行上下，全賴脾氣，脾陽虛則不能統血。」這說明脾之陽氣既主健運，又主升發。因此，脾氣健運，上升正常，使血有所統攝不致外溢。

運化功通過升降開合、四方變換、蹺步緩行和揉腹等，可增強脾胃之功能，調節氣機升降，促進機體的氣化活動，以發揮後天之本的重要作用。

2.中西醫的有關理論是運化功的理論基礎。

依中醫的「天人相應論」和陰陽五行的理論，本功法設計「三丹田」開合和四方變換，調動脾與其它臟腑的關聯作

用。五臟中脾、心、肝與血的關係特別密切，所以有「心主血」、「肝藏血」、「脾統血」之說。血液的運行，主要是靠心、肝、脾三臟的互相協作來完成。心的主要作用是推動血在脈管裡運行，脾是控制血液循經脈運行，不致溢出於經脈之外；肝主要是貯藏血液和調節血量。

通過「三丹田開合」：上丹田開合調神（神即心、腦功能的體現），調動心之功能；中下丹田開合主要調動臟氣、精氣，促使肝脾功能的加強。這樣以使三臟器協調，共同作用得以發揮，以體現人體的整體觀。四方變換即東南西北各三丹田開合一遍，主要是按五行生克關係調動五臟互相關係以及與自然界關係。

如東方，五行屬性為木，肝亦屬木，南方屬火，心屬火，西方屬金，肺屬金，北方屬水，腎屬水。四方變換三丹田開合自東方起，東、南、西、北的順序變換方向為先泄後補。五行相生的順序即木生火，金生水，水生木，相生的關係有益於加強、調動、提高五臟之功能，促使脾與其他臟腑之間的關聯以及與自然界精氣交流。

依經絡學說而言，脾與胃的關係十分密切，它們在經脈的循行上兩者是相互絡屬的，以足太陰經脈屬脾絡胃；足陽明經脈屬胃絡脾。依此關係兩者互為作用。

從解剖學說來研究，上丹田（印堂穴）相當於大腦前邊緣組織，及下視丘腦，腦丘垂體等組織；中丹田（臍下一寸五處）相當於腸系膜上下神經叢；下丹田（會陰穴）相當於骶神經叢棲息之地。三丹田開合就是利用人體較活躍的磁場（內外勞宮穴），反覆地通過開合調節內臟活動的高級中樞及下級中樞。

開合的作用就是自我發氣、自我回授，以調動、加強、提高、改善、修復該中樞及下級中樞的氣機信息。加強機體

能量流的上下、左右、前後的互回運行，達到增強內臟機能，調和氣血，陰平陽秘，袪病健身的作用。

3.運化功是修練精、氣、神的重要功法。

氣功理論認為：神棲泥丸宮，泥丸在上曰上關。神屬火性，主竅在目，氣生於精，精化氣，氣舍於心中，心居中屬中關。「神氣舍心」，口為氣竅；精藏於腎中，腎在下屬下關，耳為精竅。

運化功的上中下三丹田開合，上練神，中調氣，下練精。通過蹺步緩行修練返還功夫。揉腹收功的作用，主要是對消化、泌尿、生殖、造血、內分泌等功能的調節。所以運化功也有利於對人體全局的修練。

㈡功法

1.功法結構程序：起式→正功→收式。

①起式：站式身法、三噓吸、三開合。

②正功：

A.四方向三丹田開合法

上丹田開合：

面向東方，出右腳，腳尖點地後全腳落平，兩手從身體兩側提腕沿腹中線上升（圖29），至上丹田前（約距5至10公分），手指向上，兩大拇指相接、掌心相對，十指自然分開微曲，形成一個口朝外喇叭狀，同時身體重心移至前腳，後腳放鬆足跟提起（圖30）。

雙手在上丹田處緩緩向外開（圖31），兩手隨外開的同時轉為兩手背相對，開到略寬於肩（圖32），身體重心同時移至後腳，前腿虛，腳跟提起，身體略後仰，肘下垂，兩臂成弧形（圖33）。

接上式，雙手在原位翻掌成手心相對，然後徐徐合至上丹田處（圖34），在合的同時身體重心移至前腿，後腿虛，

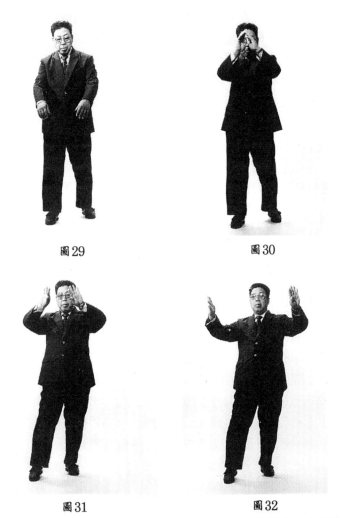

圖29

圖30

圖31

圖32

腳跟提起。在上丹田處稍停後即向下導引，導引時沿身體前中線（任脈）邊合掌邊下降（圖35），降至膻中穴時兩掌再慢慢分開（圖36），成兩中指相接掌心斜向下導引至中丹田（圖37），此時身體重心分落兩腿，停留片刻接下式。

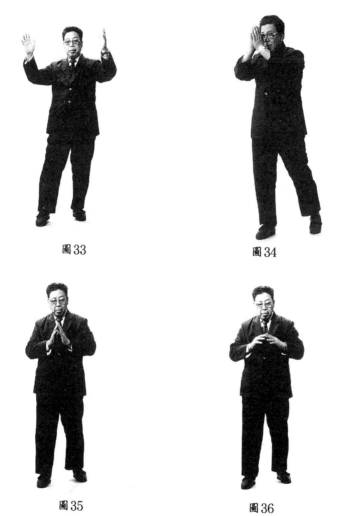

圖33

圖34

圖35

圖36

中丹田開合：

接上式，雙手在中丹田前向外開（圖38），開時手背相對開寬二尺，身體重心在後腿（圖39），前腿虛，腳跟提起。合時至中丹田，身體重心移至前腿，後腿虛，腳跟提起（

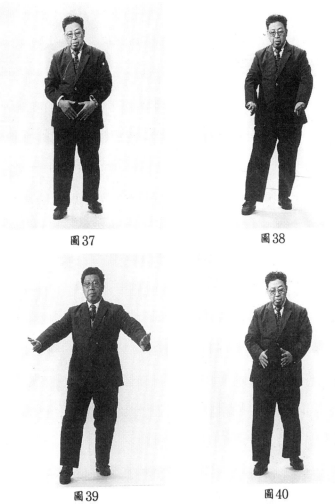

圖37

圖38

圖39

圖40

圖40）。合至中丹田（圖41）後，兩手在腹前遠離身體鬆腕
上提至膻中穴（圖42），中指相接自膻中穴沿任脈向下導引
（圖43），邊導引邊下蹲，為下丹田開合作好準備（圖44）。

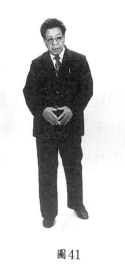

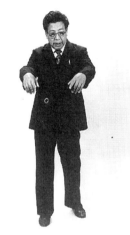

圖41　　　　　　　　　　圖42

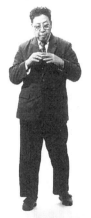

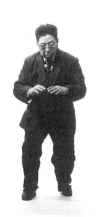

圖43　　　　　　　　　　圖44

下丹田開合：

　　接上式，雙手中指相接在中丹田前，頭、頸、脊椎正直而放鬆，緩緩下蹲後，身體重心在前腿，後腿支撐（圖45）。雙手在膝間開合（會陰穴前）（圖46），開始手背相對，

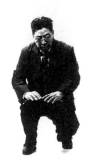

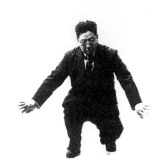

圖45 　　　　　　　　　　圖46

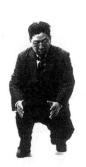

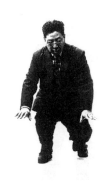

圖47 　　　　　　　　　　圖48

指尖斜向下前方至兩胯外；合時手心相對合攏於會陰穴前
（圖47）。兩手轉掌心向下，向前外成弧形展開（圖48），
再成弧形內收。在內收時漸漸轉掌心斜下相對，同時徐徐立
起（圖49）。鬆腕上提導引至膻中穴（圖50）（導引方法同

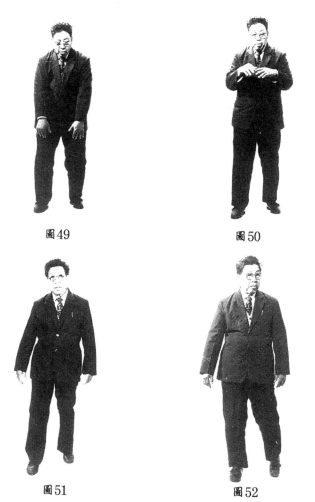

圖49　　　　　　　　　　圖50

圖51　　　　　　　　　　圖52

上），再從膻中穴沿任脈導引至中丹田。然後兩手放下（圖
51），至此，三丹田開合完畢，下接變換方向。

　　四方向轉換的方法：

　　一個方向三丹田開合完畢後，轉換方向的方法是：後腳

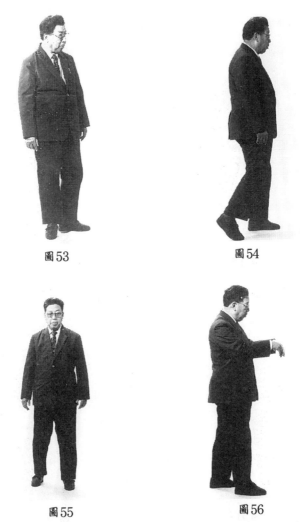

圖53

圖54

圖55

圖56

以腳尖為軸內轉90度（圖52、53），然後前腳再以腳尖為軸外轉90度（圖54），身體隨腳而轉方向即變換（圖55），爾後出右腿再繼續做三丹田開合（圖56），方法同上。

　　四方向轉換的順序是：出右腳，即東→北→西→南。最

後在南的方位上做完三丹田開合後，倒轉方向，腳不變方向
，只是先出左腳（圖57），做完一次三丹田開合後再按上述
方法換腳變方向。依次順序為南→西→北→東變回原位。下
接蹺步慢行法。

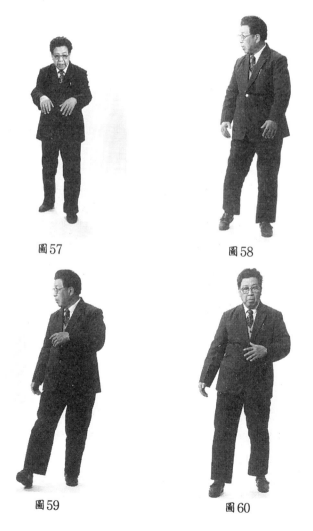

圖57　　　　　　　　　　　圖58

圖59　　　　　　　　　　　圖60

B.蹺步慢行法

蹺步慢行法：（接上式，最後一個三丹田開合完成後，左腳在前）第一步應出右腳，頭、腰向右轉，身體重心移至左腳，右腿虛，腳跟慢慢提起。同時左手從環跳穴外遠離身體慢慢劃弧提至膻中穴；右手處於右環跳穴（圖58、59）。此時輕緩邁出右腳，腳跟先落地，然後全腳漸漸落平，腳尖稍內扣（圖60）。與此同時身體重心逐漸移至右腳，頭、腰隨之緩慢向左轉；左手隨之自膻中穴立掌沿任脈導引至中丹田時，右手自環跳穴外遠離身體徐徐上升內划弧至膻中穴（圖61、62、63），左手回至左環跳穴。至此第一步完成。

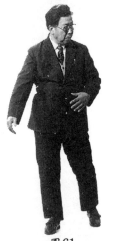

圖61

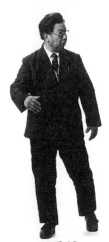
圖62

第二步出左腳，方法同上（圖64、65、66）。如此交替前進，九步做一導引。全功可做九個九步加導引。步速控制在每分鐘四步或兩步。

九步一導引的做法是：第九步完成後，把身體調正，兩手放在兩環跳穴處，然後兩手遠離身體鬆腕上提至膻中穴前（圖67、68），再沿任脈導引至中丹田（圖69），而後按行

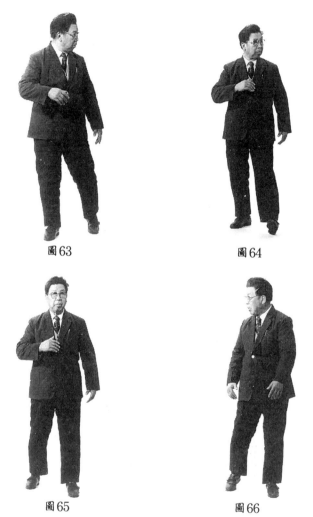

圖63　　　　　　　　圖64

圖65　　　　　　　　圖66

進手式接做第二個九步（圖70、71）。

　　蹺步慢行法要求鬆靜緩行，若行雲流水連綿不斷。在慢行中，行如盲無杖，自然依本分，舉足低且慢，踏實方可進，步步皆如此，時時戒急行。實若扎根，虛要虛透。

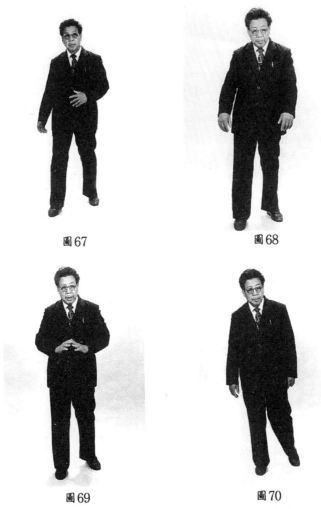

圖67　　　　　　　　　　圖68

圖69　　　　　　　　　　圖70

③收式：二丹田開合、揉腹、三噓吸、站式身法。

　　A.二丹田開合作法：出右腳連做三次二丹田開合法（二丹田開合同三丹田上、中丹田開合法相同），之後收左腳成站式身法姿勢，接做揉腹。意念是引氣歸田。

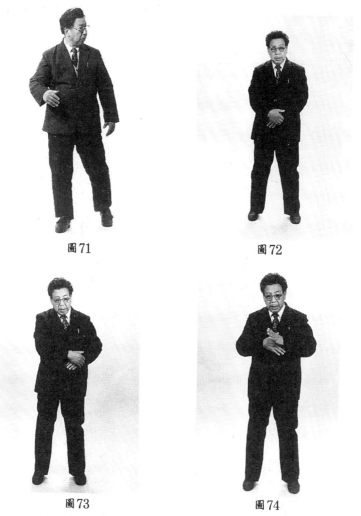

圖71

圖72

圖73

圖74

　　B.揉腹的作法：兩手重疊在中丹田處，男右手壓在左手上（圖72）（女動作相反），旋轉時以自己外手大拇指所指方向為準，從右向左，由小而大圓形擴展（圖73）（女旋轉方向相反）。速度以慢為宜。轉至36圈時，雙手在膻中

穴互換位置（圖74）將下面的手置於上面，換手時兩手勿脫
開。換後反轉 24 圈（圖75），由大到小回至中丹田，再用
同法把手換過來（圖76），接做三噓吸（圖77），站式身法
（圖78）。

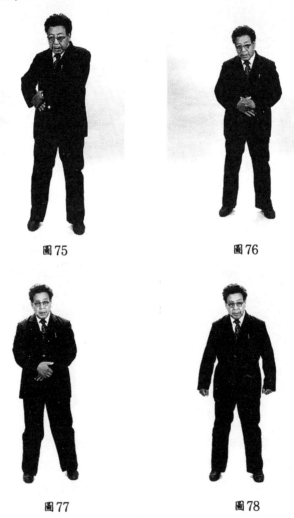

圖75　　　　　　　　　　圖76

圖77　　　　　　　　　　圖78

揉腹是自我回授養氣的好方法。它對腹腔內臟器的機能活動，可起到調節和增強的作用。

2.呼吸方法：自然呼吸。

3.意念活動：心情愉快、鬆靜自然。

4.注意事項：

①場地選擇平坦較寬敞、空氣清新、環境安靜的地方，以防驚功。如有驚功，不可馬上睜眼，應及時做配有深吸長噓的二丹田開合法（在二丹田開合法的基礎上開噓合吸）。

②癌症患者，一般不做蹺步慢行法，可做三丹田開合。但要先出左腳，開時要足跟落地，足尖蹺起。

③幾種特殊情況的處理：

A.血液病血象低者，做完三丹田開合，合掌向下導引時，掌心向上；高血壓等各項檢查指標高者，兩手上升與下降時，掌心皆向下。上提時兩手遠離身體，速度要快。下降時兩手要近於身體，慢速下降。

B.糖尿病患者，下降導引時也需掌心向上。

C.久病體虛者，升降開合、導引等動作要慢，掌心向自己。

D.運化功以靜為主，靜中有動，動靜相兼，做功時虛實分明，練功者需練中有悟，久做必能提高氣功層次，向高深發展。

㈢適應症

運化功具有鮮明的雙重性。它既有調節人體氣機失調及陰陽失調的作用，同時又能作為整體治療和保健養生之用。本功也具有激發人體潛能的作用。

臨床可用於下列範圍：

1.消化系統疾病：胃潰瘍、慢性胃炎、腸炎、結腸炎、肝炎和肝硬化、消化不良等。

2.神經內分泌疾病：神經衰弱、神經性頭痛、糖尿病、皮膚黑變病、甲亢、口腔炎、舌炎、牙齦膿腫、口角炎等。

3.心血管疾病：冠心病、心房纖顫、心肌炎、肺心病、高血壓、低血壓等。

4.血液疾病：造血性疾病、各類貧血、白血球減少症、慢性出血等。

5.泌尿生殖系統疾病：慢性腎炎、腎盂腎炎、腎結核、性功能減退、多囊腎、膀胱炎、前列腺炎、前列腺肥大等。

6.婦科疾病：不孕症、月經失調、閉經、功能性子宮出血、子宮肌瘤，附件炎等。

除上述外，依脾主肌肉、四肢，對四肢肌肉萎縮，重症肌無力症及進行性肌無力症也有治療作用。

四、調神功

調神功是自控氣功的核心功法之一。調神為氣功鍛鍊的首要前提。人的生存，是依賴於「神」的主持。神為人的思想意識活動。是神態知覺運動的生命現象的主宰。神在人體中居於主導地位，是人體多層次、高精度的自我調節系統的控制中心。所以，調神功在核心功中是起主導作用的。它具有鮮明的雙重性：即能充分調動、加強、改善、修復、提高心、腦之功能；還有主導、控制其他臟腑之功能。

調神功能廣泛應用於各系統的疾病防治。如腦動脈硬化、高血壓、冠心病、高血脂和神經性頭痛等。

㈠功理

1.神的實質

≪靈樞經・天年篇≫中說：「何者為神？⋯⋯血氣已和，榮衛已通，五臟已成，神氣舍心，魂魄畢具乃成為人。」≪靈樞經・平人絕谷篇≫云：「神者，水谷之精氣也。」

「五味入口，……氣和而生，津液相成，神乃自生。」≪類證治裁≫也指出：「神生於氣，氣生於精，精化氣，氣化神。故精者身之本，氣者神之主，形者神之宅也。」≪靈樞經・本神篇≫還論述：「故生之來，謂之精；兩精相博謂之神。」古人論述了神的產生依據，神來源於物質──精。神是精氣形的總體現。

古人還指出：「得神者昌，失神者亡。」這又說明了神是形體所叢生，神又是形體的主導。

2.神的主導作用

神的物質基礎是先天之精而生成，後天飲食精華所化生的精氣而充養，神體現了心、腦之功能，它是物質發展的高級產物，反過來又對人體產生巨大的作用與影響。神為主導，氣能運變，生精化神，產生能量，產生信息，受神支配。調神功就是通過調心攝神，使人腦的活動處於最佳淨化和有序化，最大限度地捕捉自然界的物質、能量與信息，降低消耗，達到儲能，從而改善、主導全身的功能，進而提高工作效率，開發人體智能。神為陽火，是人身機能變化的主宰和動力。

3.神的區別

≪陰符經≫中說：「人知其神之神，而不知不神之所以神。」上述之大意是說只知識神的妙用，而不知元神的妙用。元神的妙用，只有練功有素者才知。氣功學理論認為，元神來自先天，性主靜，靜者生氣，故元神的活動則儲能，可明悟生慧，內臟生機；識神來自後天，性主動，動者耗氣。所以識神與元神，兩者相反相成，相互制約。人體的陰陽平衡，氣血平衡，氣血運行，主要靠元神調節，元神健旺是健康長壽的必要條件。

識神的功能主要是用於思考謀慮，應接事物。但由於識

神對元神能產生一定的干擾作用，所以要通過練功最大限度地抑制識神的活動，從而更好的調動元神，使其發揮最大作用。元神顯露時：深覺舒適愉悅，身之為我，我之為身，和諧自然，天人合一。

4.心、腦功能

中醫學認為：心主神明，管精神意識和思維活動，具有腦的功能。「頭者諸陽之會，腦為髓之海，又為元神之府。」心主血脈，血液靠心氣推動而循脈道運行。

古生命觀認為：人心（神）、身（形）是統一的，把人的精神（意識）肉體看作一個整體，人的神、氣、形是統一體。在這個統一的體中，形體是生命活動的實體，是基礎，精神是人的生命活動的主宰，氣是人體的生命活動信息的體現。

人身（形）整體觀，從中醫角度講，人體五臟六腑，肢體百骸是彼此聯繫著，互相制約的整體。經絡學說認為這一整體是經絡內外通聯的，365穴皆歸於腦。本功就是依此自我調整，達到疏通經絡袪病強身，益智延年的。

西醫認為：腦屬神經系統的中樞神經系統。大腦是運動、覺感、語言、聽覺、視覺等功能的中樞。大腦左半球負責理性思維，主管語言、邏輯、文學分析；右半球負責形象思維，控制情感的表達，主管音樂、繪畫、形象、直觀的綜合等。人的真假情感的表達是受大腦所支配的，所以心、腦功能是神的集中體現。

現代醫學生理解剖學，第十對腦神經——為迷走神經。它支配肝、膽、脾、腎、結腸左曲等器官的功能。本功通過手翻轉運動直接調動迷走神經的機能，達到加強、改善、修復和提高迷走神經所支配的臟器功能。

5.現代科學生物控制論

　　控制論認為，人體是一個多層次、高精度的自我調節系統，大腦是自我調節系統的控制中心。調神功是以鍛鍊大腦皮層為主的全身性鍛鍊，使自我調節系統的控制中心，更好地發揮其作用。正如錢學森先生所說的那樣：「大腦是可以反作用於它以下的層次的，包括各個器官和器官的組織部分。這就是說，精神是物質（大腦）的運動，精神又可以反作用於物質（人體的器官）……。結合系統科學的觀點練功（練內丹）無非是讓人的身體進入一種特別健康的功能態。」

　　㈡**功法**

1.功法組成程序

　　①起式：站式、坐式均可，三噓吸、三開合。

　　②呼吸方法：自然呼吸。

　　③導引方法：主要是通過手的各式運動變換來完成。如點、按、轉、捏、敲、搓、揉、摩、翻等。

　　④做功時間：開始做功時間：女12：30　男13：30

可做3、6、9輪。

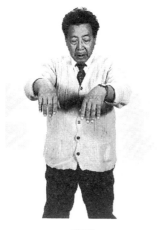

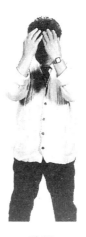

圖79　　　　　　　　　　　　圖80

⑤做功方向：面向南方、東方。

⑥正功（1—5式）。

一式：頭部點按

起式之後雙手沿任脈上提（圖79），至前髮際處，十指

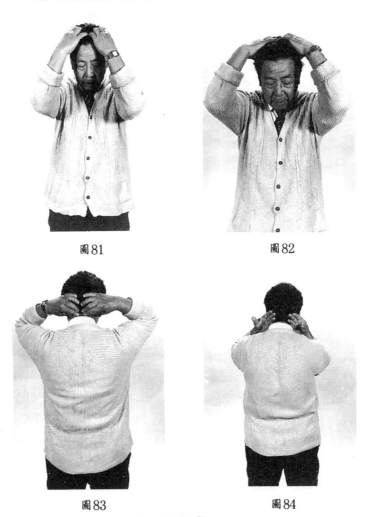

圖81　　　　　　　圖82

圖83　　　　　　　圖84

成虎爪狀（圖80）；自前髮際
向後十指均勻分開點按頭皮
（不要用力太大）（圖81、82）
，至玉枕穴開始捏頸後八下到
大椎（圖83）；翻掌心向上
（圖84）沿迷走神經向下導引
至膻中（圖85）再回原位（前
髮際）。重複三遍後做一開合
接做二式。

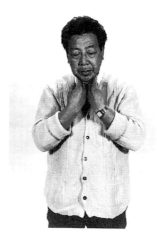

圖85

二式：九梳一攏

　　接上式開合雙手提至前髮
際（圖86）；由前髮際梳至後
髮際，雙手沿頭中線分開向左右繞圈，經率谷穴回上星穴反
覆梳頭九次（圖87、88）。每九次攏一次（圖89）。重複三
遍後做一開合接做三式。

三式：面部點敲

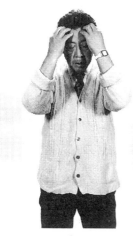

圖86

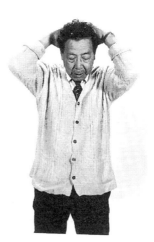

圖87

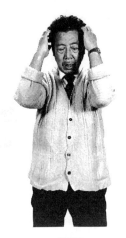
圖88

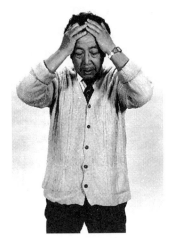
圖89

接上式開合後雙手提至前髮際（圖90）；十指微曲用手腕的彈力自前髮點敲面部（圖91、92）至承漿穴（圖93）；翻掌回原位（方法同一式），連續做三次後，做一開合接四式。

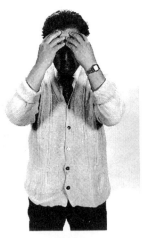
圖90

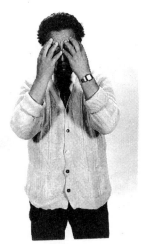
圖91

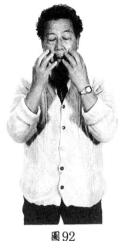 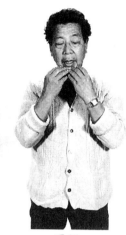

圖92　　　　　　　　　　　圖93

四式：繞項摩耳

接上式開合後雙手中指點人中穴，大拇指按廉泉穴（圖94）；右手向上過鼻、左眼（圖95），小臂繞過百會穴至左耳（圖96）；轉頭搓頸摩耳（圖97），九次一換手（圖98、

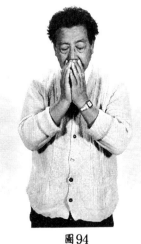 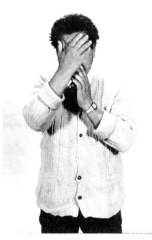

圖94　　　　　　　　　　　圖95

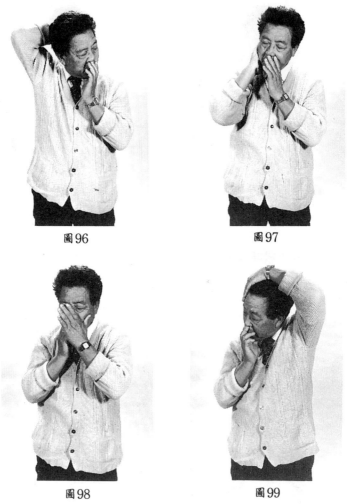

圖96　　　　　　　　　圖97

圖98　　　　　　　　　圖99

99、100為換手後的動作），共做三次（左、右手各摩耳一遍為一次）。做一開合後接五式。

五式：沿面搓耳

接上式開合後雙掌虛扣陽白穴（圖101）；雙手做洗臉

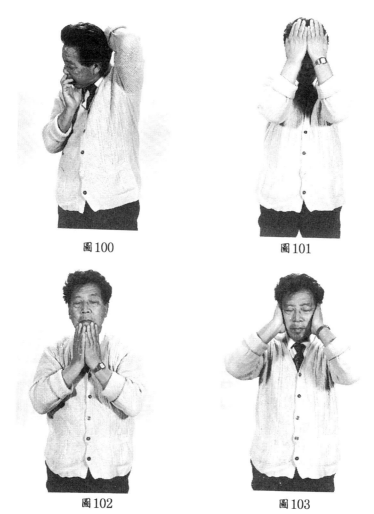

圖100　　　　　　　　　　　　圖101

圖102　　　　　　　　　　　　圖103

式下拉至承漿穴（圖102）；橫掌壓耳（圖103），反壓耳斜回陽白穴（圖104、105、106）重複九次後，導引至中丹田，做三開合，接做第二輪。

　　⑦收式：三開合、三噓吸、站式或坐式身法。

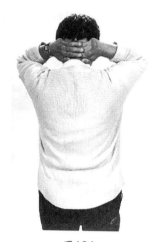

圖104

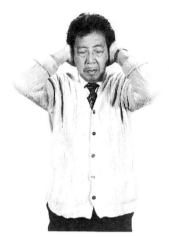

圖105

㈢功效及適應症

1.功效：

本功有通經活絡，清腦開
竅，回陽安神，散熱明目，調
和氣血，強心益氣，養血健腦
等功效。1985年推廣以來療效
顯著，深受歡迎。

2.適應症：

①神經系統：腦血栓、腦
血管供血不足引起的麻木、偏
癱、失語等，腦炎、帕金森氏
症、手足徐動症、腦瘤、三叉
神經痛、神經衰弱等。

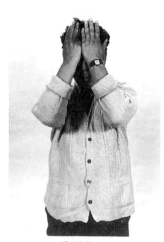

圖106

②血液、代謝結締組織各種原因貧血，血小板減少症。
結締組織病、紅班狼瘡、糖尿病。

③循環系統、高血壓、心絞痛、動脈硬化等。

④舌炎、舌潰瘍病、口腔炎症。頸椎病、肩周炎、靑光眼、白內障、耳聾等。

㈣與其他功法配伍的原則

根據神的實質、神的主導作用、神的系統控制作用和主宰作用與其他功法密切配組。例如：

與強腎法：腎主骨、生髓，與血有關。

與強心法：心主血脈，與血有關。

與強肝法：肝藏血，與血有關。

與運化功（對脾藏功法），脾統血，與血有關。

依一個血字，與血有關，所以，強心法、強腎法、強肝法、運化功，都是主要配屬治療血液病的功法，再加上強肺法和消炎止痛法，就形成一套完整的治血液病的功法。

第三節　抗癌治病的對症功

一、抗癌對症功

抗癌對症功由七法所組成。它的突出特點是針對性強，主要用於防癌抗癌，依臨床統計，總有效率達89％，其中顯效率占33.4％。

主要功法包括：

1.築基化淤法

2.三焦抗癌法

3.快速消瘤法

4.消炎止痛法

5.保健防癌法

6.噓吸開合強胃法

7.聲波導引法（呵息吐音法）

　　癌症患者在良好的意念導引下認真練功，可速見如下效果：

　　1.改善睡眠，減輕症狀，控制疼痛。

　　2.增強脾、胃功能，增加食慾，調節二便，還可調整血象提高白血球，有助放、化療。

　　3.增強體質，提高自身免疫能力。

　　4.控制病情，縮小病灶，防止轉移。

　　5.持之以恆，堅持練功，可消除癌腫，身強體健。

　　實踐證明「抗癌對症功」是行之有效的抗癌手段。它既可作為一種主要的治療方法，對失去手術機會和因身體條件不適應放、化療的中晚期癌症病人進行獨立治療；也可以作為手術後和放療、化療期間的支持療法。

　　世界衛生組織提出：止痛和提高生存質量是治療晚期癌症的兩大科研目標。國際上認為晚期肝癌治療後的通用的中位生存期為3～5個月，晚期胰腺癌的生存期一般不超過半年。自控氣功推廣十年來據不完全統計，在所收的病人當中，已有數十名這類病人超越了上述的生存期（實例見療效一章）。

　　㈠**自控氣功抗癌機理初步探討**

　　1.對癌症病因病理的初步認識。

　　現代醫學認為，腫瘤是人體組織細胞異常增生所形成的病變。其基本特點是機體對它們的生長和功能調控減弱，並由於他們的侵襲性生長和轉移擴散、對機體引起種種不利後果。腫瘤的生長除了有賴於機體對它的血液供應外，還受激素、藥物、病人的免疫機能及精神因素等其他因素的影響。關於腫瘤的發病機制目前尚不十分清楚，但大量的臨床和實驗資料表明，腫瘤的發病與人體內部因素如中樞神經系統的紊亂、內分泌失調以及免疫功能低下有密切關係。此外，也

與外因如化學、物理、生物致癌因素有關。但是任何單純的外因一般都不會引起腫瘤，必然是通過內因才起作用。

中國醫學認為，腫瘤屬症液積聚一類疾病。其成因，中醫認為是「息而成積」。「症積」指人體內有一定形狀且位置固定的病塊，「瘕聚」指時聚時散無固定病位的病兆。「息」是停滯之意。是由於內傷飲食勞倦或七情干擾，妨礙氣血的正常運行，氣血流動緩滯之處尤易使病邪停息不散而形成病變。中醫理論還認為「邪之所湊，其氣必虛」，邪留之處便是正虛之地。因此可以認為，癌症病理改變的核心是「正虛邪實」。

根據上述對癌症病因病理的初步分析，自控氣功抗癌總的原則是「增強和激發患者的自我調節功能，挖掘病人自身的內在潛力，在增強機體抗病機能的同時，殺滅和抑制癌細胞的增殖，體現了中國醫學「扶正祛邪」的理論。

2.本功法抗癌作用的理論探討。

氣功古稱「導引吐納」。中醫經典著作≪黃帝內經≫中記載「積為導引服藥，藥不能獨治」。指出「積」這種涉及人整體的全身性疾病，單純用藥物治療是不會治癒的，必須配合「導引」等自身鍛鍊，以行氣活血，調節氣機，培育元氣，才能治療這種病症。

自控氣功不僅具備一般氣功的功能，而且以其「自控」的內涵及特殊的調心、調息、調身方法來實現抗癌之目的。

①重視心理治療，幫助病人創造一個有利於康復的最佳內外環境。

本功法要求氣功師或輔導員在接收病人後，首先進行心理治療，改變其消極悲觀、萎靡不振、顧慮重重的不良心理狀態，改變其習以為常的不良生活習慣，逐步樹立起自信、樂觀、積極奮鬥的良好心理，這是本功法抗癌的首要條件。

　　中國醫學十分強調治病注重精神因素，現代醫學也認為不良心理狀態可使高級中樞神經功能紊亂，進一步引起身體各組織器官發生病變。如果針對性的改變這種不良的精神狀態，有些癌症可奇跡般地消失。實驗研究表明，樂觀自信的良好心理狀態可促使大腦細胞高度的有序化，使身體組織器官活力增高，抗病力增強，對治療將起積極促進作用。

　　例如，積極的情緒可使白血球增加1500/㎜³，消極的情緒則可使白血球下降760/㎜³，由此可見，精神情緒對癌症病人的康復可起到舉足輕重的作用。氣功自控療法正是改變癌症病人精神情緒的有效方法和手段。十年來，我們目睹病人愁腸百結而來，笑逐顏開而去。他們稱我們防治腫瘤聯合醫院為「癌症病人的樂園」。

　　②變被動為主動，充分調動和發揮病人的主觀能動性。

　　在醫院的各項治療中，醫生處於主導地位，而患者是被動地接受各種治療措施。

　　當治療出現如血象下降、噁心、嘔吐等症狀反應時，醫生只能採取輸血輸液等支持療法，但往往難以阻止患者全身衰竭的過程。病人的心情更為緊張和沈重，終日臥床，抗癌治療計劃被迫中斷。這是癌症治療中的難題。自控氣功則克服了這一弊端，成為放、化療的支持療法。

　　本功法在幫助病人改變不良心理狀態的基礎上，要求病人在身體條件允許下，堅持大功量練功，以求功力直達病灶，才能療效快、療效高，這是本功法與其他功法的顯著區別。放射治療和藥物治療取決於醫生如何掌握劑量的大小，而練功抗癌的療效主要取決於病人自身。

　　在樹立了信心和決心後，他們把練功當成樂趣和需要，而不是負擔。練功給病人帶來的是輕鬆愉快和舒適，沒有任何痛苦和損傷。因此病人越練越想練越愛練，越練療效越好

，逐漸扭轉了癌症病人「正虛邪盛」的病理狀態，形成扶正邪退的良性循環。

3.多吸少呼，大量吸入氧氣，補元扶正，增強機體免疫功能。

多吸指多吸入大自然的有益之氣（正氣），少呼指少呼出自身的元氣，達到「聚氣以生液，積液而生氣」，氣液相生而起到補元養氣的扶正作用，這是抗癌治療中的關鍵之一。許多身體虛弱的癌症病人鍛鍊此功10天左右，即可感到氣力增加，食欲好轉，從而增強練功治病的信心。許多長期練功的病人可少患感冒腸炎，可見通過補元扶正可增強機體免疫功能。

現代醫學認為，癌症初期，癌細胞能被免疫系統所識別和消滅。如果免疫功能健全，即使腫瘤已長到一定體積，其生長速度仍能被控制，甚至停止發展而成為「睡癌」。

現代醫學還認為，缺氧與癌細胞生長存活關係密切。病理學理論認為，癌細胞處於一種高醇解狀態，其生存環境為缺氧環境。實驗研究發現，若給實驗中的癌細胞提供充足的氧氣，則其生長力下降，增殖發展速度將變慢，甚至死亡。本功法通過多吸少呼的特殊調息方法，大量吸入新鮮空氣，增加血氧含量，一方面能增強瘤體對外來治療作用的敏感性，另一方面，能改變腫瘤周圍的缺氧環境，使其生長及增殖力減弱。

1983年5月28日至6月8日南京海軍醫院曾對10名學練本功法的病人做了練功前後的血氣分析對比。其結果半數以上病人的氧分壓有所提高，說明本功法確實可較快地提高血氧含量，而發揮其抗癌作用。

4.通經活絡，化瘀散結的泄實去邪作用。

通過臨床觀察及對癌症病因病理的認識，「血瘀」既是

癌的病因，又是其病理產物。「血液流變學」對腫瘤病人的血液檢查，發現其血液大多處於高凝血狀態（即血液粘度、特別是血漿粘度明顯增高），不少研究工作表明，血液和血漿粘度的增高，可能是促使腫瘤細胞轉移和擴散的因素。

這一認識的主要依據是：當血液或血漿粘度增高時，血流速度則隨之減慢，於是紅細胞在纖維蛋白質的作用下發生聚集而形成較大的紅細胞聚集體，而血流中的癌細胞的體積卻明顯小於紅細胞聚集體。

根據流體力學的原理，小於紅細胞聚集體的腫瘤細胞就有可能從血管軸心向血管壁移動，容易附在血管壁內不規整處，從而增加了腫瘤細胞轉移或種植的機會。因此，降低血液粘度，避免血流速度的緩滯，保證組織器官獲得充足的血液供給，可對抗癌細胞的轉移和擴散。此外，負有消滅腫瘤細胞任務的人體免疫細胞，也是依靠適應的血流速度才能被運送至癌細胞盤居之處發揮其效能。而加快血液速度又可使癌細胞易於暴露於免疫細胞面前被攻擊和消滅。

自控氣功通過肢體及特殊的呼吸導引以及輕鬆愉快的意念，可促進人體氣機的正常運行。「氣為血之師，血之氣之母」。本功法的特點大量吸入新鮮空氣，使全身供氧充足，促進血流速度加快而使血液粘度降低。

根據癌症的病因病理，自控氣功的防治腫瘤總的原則是：

「補元扶正，化淤泄實」。各種腫瘤患者，都應首先學練「核心功」及「臟腑對症功」，然後逐步學練「抗癌對症功」。學練時根據腫瘤的具體部位、性質、大小，是否手術以及病人的體質狀況等，制定階段性的功法治療方案、功法配方。

㈡抗癌對症功的功法組成結構

抗癌對症功的功法結構由三部分組成：1.快速吹息導引為主；2.呵息吐音聲波導引；3.噓吸開合多種導引。各有特色，協同使用，系列配功，效果速顯。

1.**築基化淤法**（又稱快功一式、逍遙步）功法組成程序：

起式→正功→收式。

起式：站式身法、三吸噓、三開合。

正功：頭、腰、手的要領與強腎法相同。第一步出左腳（圖107），四步為一組（圖108、109、110）。呼吸頻率為復式頻率：吸呼，吸呼，吸吸呼。呼吸方法：腹式逆式呼吸法。步速每分鐘50～60步。一次功時20分鐘。該法是抗癌對症功的入門功，節奏明快，有逍遙自在之感，適合初學的患者學練。也適合重病患者學練。呼吸頻率與腳步配合示意如表12。

表12

‖: 吸　　呼	吸　　呼	吸　　吸	呼　　　0 :‖
左　　腳	右　　腳	左　　腳	右　　腳
腳跟腳掌	腳跟腳掌	腳跟腳掌	腳跟腳掌
第　一　步	第　二　步	第　三　步	第　四　步

收式：三開合、三吸噓、站式身法。

2.**三焦抗癌法**（又稱快功二式）

三焦抗癌法是直接起消瘤作用的功法，它的理論依據是：≪性命圭旨≫中「趨奔太急則動息而傷胎」而設計的。對癌細胞的生長、裂變起抑制作用，及時練此法也可達到消除癌腫之目的。

①功法組成程序：

起式→正功→收式。

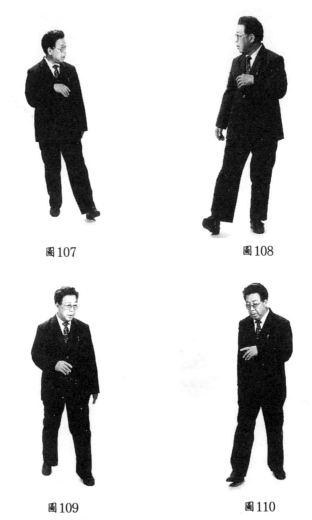

圖107　　　　　　　　　　　　圖108

圖109　　　　　　　　　　　　圖110

　　起式：站式身法、三吸噓、三開合。

　　正功：頭、腰、手的動作要領與強腎功相同。泄功先出左腳（圖111）。兩步為一組（圖112）。呼吸頻率為一吸一呼。呼吸方法：腹式逆式呼吸法。每分鐘行走 40～60 步，

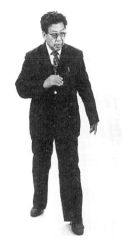
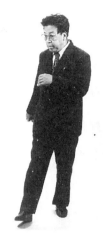

圖111　　　　　　　　　　圖112

一次功時20分鐘。呼吸頻率與腳步配合示意如表 13。

表13

	吸	呼	吸	呼	
‖:	左	腳	右	腳	:‖
	腳跟	腳掌	腳跟	腳掌	
	第一步		第二步		

收式：三開合、三吸噓、站式身法。

②適應症：胃癌、腸癌、乳腺癌、慢性結腸炎、萎縮性胃炎、肝癌、肝血管瘤等。

3.快速消瘤法（又稱快功三式）

快速消瘤法是抗癌功法中的泄量最大的功法，也是消除瘤體最快的重要功法。針對性強，用時一定要掌握火候適度。禁忌症中的患者一定不要適用，以免病情加重。

①功法組成程序：

起式→正功→收式。

起式：站式身法、三吸噓、三開合。

正功：基本要領同上式。第一步出左腳（圖113）。兩步為一組（圖114）。呼吸頻率為一腳吸一腳呼的快速一吸一呼法。呼吸方法為腹式逆式呼吸法。步速每分鐘100～140步。一次功時20分鐘。呼吸頻率與腳步配合示意如表14。

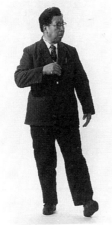

圖113

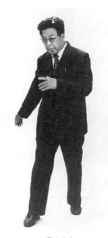

圖114

表14

‖: 吸	0	呼	0	:‖
左	腳	右	腳	
腳跟	腳掌	腳跟	腳掌	
第一步		第二步		

收式：三開合、三吸噓、站式身法。

②適應症：肺癌、口腔、鼻咽、淋巴、子宮、食道、膀胱、胃、腸等各部位之腫瘤。也可用於感冒退燒和其它高熱等症。

③禁忌症：肝癌、腹水、心臟病、尿毒症、再生障礙性

貧血、白血病、胰腺癌、肝硬變等。

4.消炎止痛法（又稱快功四式）

此法是鎮痛特效之法。它以較大的呼吸頻率來增強肺的功能，加速人從空氣中攝取氧氣，特別是負離子；排出體內的二氧化碳，加速新陳代謝。有較強地散結化淤的作用，能打通經脈，活躍氣血，因而消炎止痛作用好。

①功法組成程序：

起式→正功→收式。

起式：站式身法、三吸噓、三開合。

正功：頭、腰、手的要領與強腎法相同。起步先出左腳（圖115），四步為一組（圖116）。呼吸頻率為三吸三呼。步速每分鐘60～70步，一次功時20分鐘。呼吸頻率與腳步配合示意如表15。

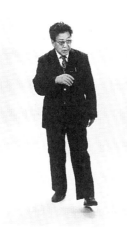

圖115

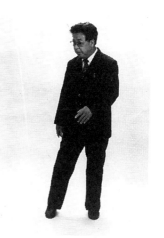
圖116

收式：三開合、三吸噓、站式身法。

②適應症：各種癌症、腫瘤及其它各種炎症所引起的疼痛。如肝炎、膽囊炎、膽結石、尿道結石、風濕性關節炎、

表15

‖: 吸	吸	吸	0	呼	呼	呼	0	:‖
左		右	腳	左	腳	右	腳	
腳跟	腳掌	腳跟	腳掌	腳跟	腳掌	腳跟	腳掌	
第一步		第二步		第三步		第四步		

類風濕性關節炎、結腸炎等炎症。對「肺不張」有明顯療效。白血病也可根據病情適當選練。

　　③禁忌症：哮喘病、較重的心臟病和貧血病。

　　5.保健防癌法（又稱快功五式）

　　本功法是一種強身健體防癌保健之法。它具有通經開脈，活血化淤，消瘤散結等泄實祛邪作用。呼吸、手勢皆為補法，故有補元儲能扶正功能。所以，本功是攻補兼施的好功法。

　　①功法組成程序：

　　起式→正功→收式。

　　起式：站式身法、三吸噓、三開合。

　　正功：頭、腰、手的姿勢要領與強腎法相同。第一步出左腳（圖117），四步為一組（圖118）。呼吸頻率：兩吸一呼。快速每分鐘120～140步，也可每分鐘80～100步。一次功時20～25分鐘。每日可練2～3次。呼吸頻率與腳步示意表16。

表16

‖: 吸	0	吸	0	呼	0	0	0	:‖
左		右	腳	左	腳	右	腳	
腳跟	腳掌	腳跟	腳掌	腳跟	腳掌	腳跟	腳掌	
第一步		第二步		第三步		第四步		

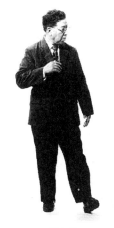
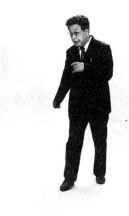

圖117　　　　　　　　圖118

收式：三開合、三噓吸、站式身法。

②適應症：肺、鼻咽、胃腸、膀胱、腦、骨等各部位的腫瘤、癌症。對風濕性關節炎、紅班狼瘡、白血病等也有艮好的療效。此法還有治療感冒、退高燒和提高身體熱量的功效。

③禁忌症：嚴重的心臟病、貧血、肝癌、肝硬變、腹水、尿毒症等。

④練快功時的注意事項：

A.練快功時，切不可一次連續練完五法。要根據病情有針對性的選練。

B.練快功時，不要出大汗，有微汗時可減步速。待身體體溫適度再收功。

C.練完功時，不可因熱而脫衣帽，更不可到風口上去吹風，以防邪氣入侵。

D.禁忌症中的病症，應忌者不可練。

6.噓吸開合強胃法

噓吸開合強胃法是防癌治癌的主要功法之一。

㈠功理

中醫理論認為：脾胃為後天之本，病人納食和運化功能的好壞是判斷疾病的標誌之一。明代名醫周慎齋曾說：「諸病不癒，必尋到脾腎胃之中，萬無一失。」癌症至中晚期，目前尚缺少有效治療方法。

中醫則從調理脾胃入手，增強胃氣，促進食欲，使病人的身體素質增強，從而加強抗病能力，病情也隨之得以改善。依此道理，本功設計以調理脾胃，補虛泄實為主。經實踐證明：療效顯著，體現了整體治療精神。

㈡功法

1.功法組成程序：

①起式：三吸噓、三開合、三丹田噓吸開合法。

三吸噓之後，接做三丹田噓吸開合法。先出左腳，腳跟落地，全腳放平（身體重心在兩腿），姿勢調整舒適後，全身放鬆，兩手距腹約半尺鬆腕上提，沿任脈至上丹田前（印堂穴），身體重心移至左腿（前腿），做三開合（方法同「運化功」上丹田開合）。

第一次開合，開時腳尖蹺起（圖119），自然呼吸；合時配吸氣，邊合邊吸氣，同時腳隨之落平（圖120）。第二次開合，開時噓氣，合時吸氣。第三次開合，開時噓氣，合時自然呼吸。至此上丹田開合完畢。

接上式，第三次開合，雙手合至上丹田，然後兩手沿面部合掌下降至中丹田。同上丹田的作法一樣，做三開合。

接上式，第三次開合，合掌後，兩手鬆腕上提至膻中穴前，然後邊下降邊下蹲，做下丹田開合（作法同「運化功」下丹田開合）。起立的動作也與「運化功」相同。

一個方向三丹田噓吸開合做完後，變換方向，再做四方

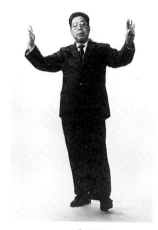

圖119

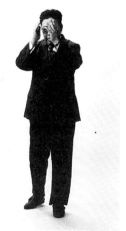

圖120

位往返，方法同「運化功」。

②正功：強胃法。

四方位三丹田噓吸開合法做完後，出左腳，腳跟落地，腳尖蹺起，同時右手由腹前鬆腕上提至右側頭部額角上方翻掌向上，五指如虎爪狀，肘部微屈，臂放鬆，意念接天空之氣三次（同時小腹自然內收三次）。在右臂上提同時，頭腰隨之向左轉，身體重心移至左腿，左腳落平。左手在胯旁環跳穴如收地氣，意念有下沈又上提之意。

右手翻掌成掌心向下，掌心勞宮穴對百會（相距約10公分）略停片刻（掌心微動）後，右手向下經面部沿任脈（掌心斜向中丹田）下導至中丹田，意念有降下之意。

在上式右手下降的同時，左手從胯旁到腹前，緩緩上提至左側頭部額角上方，導引姿勢與前同，同時右腳上前一步，足跟落地，頭、腰在左手上提的同時向右轉動，身體重心移至右腿，右腳落平。

如此兩手一升一降的姿勢配合升中有降、降中有升的意

念，兩腳一前一後，虛實分明地緩慢蹺步行走，頭、腰隨之左右轉動，每分鐘走三步，每次功時 20 分鐘。

③收式：二田噓吸開合、揉腹、三吸噓。

二丹田噓吸開合法，與前所述上、中丹田噓吸開合法相同。

揉腹方法和意念同「運化功」的揉腹相同。

做完揉腹，三吸噓，之後靜站 3 分鐘以養氣。

④注意事項：

A.做強胃法時注意臂的放鬆，用意不用力；兩腳蹺步緩行時，要默數步數，注意兩腳平行與肩同寬，走蛇行步，連綿不斷，以調動足三陰、三陽經之經氣。

B.本功需閉目做功，練功時不要說話和觀物看人，要面帶笑意。

C.做噓吸開合時也可不轉方向，可採取行進方式一步一個，連做八個也可以。

D.做功時要注意緩慢鬆靜，全套功時需四十分鐘，如做快了療效不佳。

7.聲波導引法（又稱呵息吐音法）

【功理】

聲波導引法是在練功者初步掌握氣功「三調」要領後，在鬆靜狀態和呼吸自然而柔細勻長的基礎上，使喉嚨放鬆，內氣通過喉嚨發出較長而不同的音韻，其音尾之餘波可傳導到內臟，產生共振而取得治療作用。因此，吐音法又稱「聲波導引法」。其理論依據是《黃帝內經》中所載的五音與五臟的關係：肝之音為角，心之音為徵、脾之音為宮、肺之音為商、腎之音為羽。據此所吐出的音韻，有選擇性地作用於相關內臟。吐每一音分高、低音。高音用第一聲、低音用第三聲。音的高低不同，產生的治療作用也異。

　　一般認為高音為泄，低音為補。口張開度大小不同吐出不同的音韵，其作用也異。如大張口吐「哈」音起泄實化瘀作用，微張口吐「唏」音，起補氣，升提和收斂作用，小張口吐「哆」音和「冬」音，有平補、平泄和調整作用。口張開度是由某一字的音韵而定的。

　　依聲學原理，相同的二個發聲器，只要頻率相同便可以產生共振現象。如吐角（郭）音產生的頻率與肝臟能接受的頻率相同，便可產生共振。

　　人類靠聲音傳遞語言，交流思想感情。它可以調節人的心理、生理過程。嘈雜聲音及惡性語言可使人精神煩躁不安，肌肉緊張、血壓上升。而溫和良性的聲音及語言或反覆幾遍的重複語言，可使人肌肉鬆弛，精神欣快，血壓下降。

　　在氣功態下吐音，對人能產生良好的作用。近年來研究「氣」的本質除紅外輻射、低頻磁信息、微粒流信號外，還有次聲波。次聲波的頻率大約是 $0.0001\sim20$ 赫（茲）。次聲波在媒介中傳播能量衰耗小，傳播距離遠，它不但有較大的能量，而且能超距力作用於人體的小動脈或末梢循環推動血液流動，使阻塞的血管內血液暢通，改善末梢循環及病態組織（細胞）中的血液循環，達到治病的目的。

　　聲波的頻率越低，波長越大，穿透能力越強。人體是一個彈性組織（含70％的水分）聲波在水中傳播的速度比在空氣中大4.5倍，人體彈性組織為次聲波的傳遞創造了良好的條件。又由於次聲波具有較強的穿透力，使病態組織（細胞）內的毛細血管擴張。在氣功狀態下血液粘稠下降，血球懸浮，這就給血液及血液中的氧氣、負離子，吞噬細胞，免疫球蛋白等物質向病變組織內輸送創造有利條件，為吞噬細胞、負離子、免疫球蛋白、殺傷癌細胞創造機會，為機體抵禦疾病創造條件，使病變細胞恢復成為正為細胞。吐音能抗癌、

治病其理就在此。五音與五臟關係及吐音次數示意如表17。

表17

臟與病類	腑	體	竅	氣質	標準音		吐音量			吐音對數
					高	低	50分貝	40分貝	30分貝	
心	小腸	脈	舌	火	徵	整		Ⅴ	Ⅴ	7對
脾	胃	肌肉	口	土	宮	鞏		Ⅴ		10對
肺	大腸	皮膚	鼻	金	商	賞	皮膚Ⅴ	肺Ⅴ	肺Ⅴ	9對
腎	膀胱	骨	耳	水	羽	雨	Ⅴ	Ⅴ		6對
肝	膽	筋	眼	木	郭（角）	果			Ⅴ	8對
胃癌					東	董		Ⅴ		10對
腦瘤					多	朵	Ⅴ			3-6-9對
血象低出血					希	喜		Ⅴ		3-6-9對
血象高腫瘤					哈	哈	Ⅴ			3-6-9對

【功法】

起式：站式身法、三噓吸、三開合。

正功：

①做完三開合後，兩手沿帶脈到後腰部，大拇指中指相接，手背外勞宮穴放在腎兪穴上（圖121），平心寧神，調勻呼吸，全身放鬆，二目微閉。

②鬆腰微蹲，頭、腰向左側慢慢轉動，同時深吸一口氣，開始小音量吐音；然後頭、腰返回向右側轉動，逐漸放開口型增加音量，頭、腰轉至正前方時，吐音量達中等音量。

③頭、腰繼續向右側轉動，口型漸收，音量漸小，閉口，餘音變為鼻音產生共振，同時頭、腰向右側轉回正前方音

漸止，自然呼吸。

④自然呼吸，全身放鬆，待呼吸調勻後，頭、腰向右側轉動，同時深吸氣，開始吐低音，從小音量開始，隨著頭、腰返回向左側轉動逐漸增加音量，頭、腰轉至正前方時，吐音量達到中等音量。

⑤頭、腰繼續向左側轉動，音量逐漸減小，閉口，餘音變為鼻音，然後頭、腰轉回正前方，音漸止。自然呼吸。

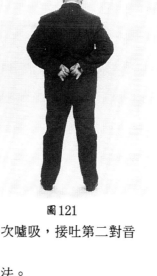

圖121

一高一低音，稱為一對音。每對音吐完後，做一次中丹田開合，一次噓吸，接吐第二對音吐足對數後收功。

收式：三開合、三噓吸、站式身法。

【要領及注意事項】

①調勻呼吸，吐音前做好吐音的預備工作。鬆靜站立3分鐘，排除雜念，預備功做不好無效。

②吐音時配合鬆腰微蹲，身體隨著吐音左右平轉。音從小腹（中丹田）發出。

③吐音以中等音量為佳，即自己感到自然舒適，無緊張感，切忌聲音過大而聲嘶力竭。

④吐音次數，初練宜少，逐漸增加。吐每對音量之間，如感到氣短乏力，可做三次開合、三次噓吸。

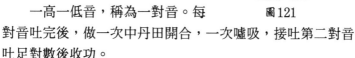

圖122

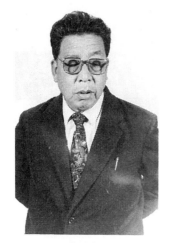

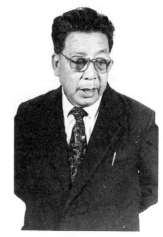

圖123　　　　　　　　圖124

⑤吐音宜選擇安靜環境，防止驚功和妨礙他人。

⑥癌症病人一般都吐「哈」音，也可根據身體情況和病情吐本臟音。如（圖122）角音，（圖123）徵音，（圖124）宮音，（圖125）商音，（圖126）羽音，（圖127）哆音，

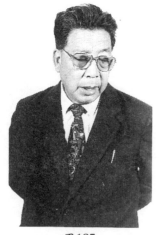

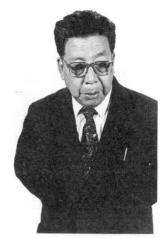

圖125　　　　　　　　圖126

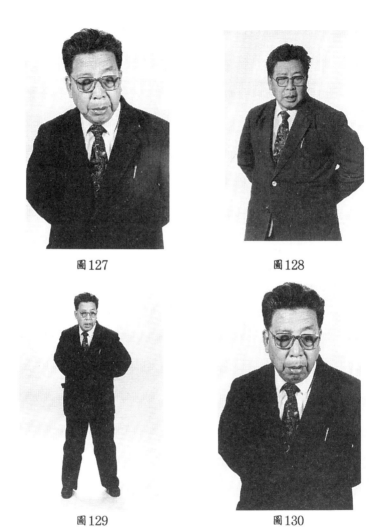

圖127　　　　　　　　圖128

圖129　　　　　　　　圖130

（圖128）哈音；（圖129）唏，（圖130）冬音。

二、快速對症功

快速對症功是直接針對某一疾病在其發展過程中某一階

段的症狀或某一症狀的某一階段而設計的。它的特點是針對
性強。練功時機必須及時掌握。依據中醫學「急則治標，緩
則治本」和「治病必求於本」的治療原則在運用快速對症功
時也要依「體變法改」，及時掌握功法的科學運用。一旦症
狀消失，「對症功」應立即停練。在練對症功的同時，一定
不可忽視核心功的訓練，要體現出以核心功為基礎，功功搭
配適宜，這樣才能取得理想的治療效果。

　　快速對症功系列功法

　　1.降壓法（一、二式）

　　2.通便法

　　3.利尿法（一、二式）

　　4.升壓法

　　5.腳棍治療法

　　6.天地開合法

　　7.二丹田開合行進法

　　8.自我按摩法

　　9.消炎止痛法（二式）

　　㈠**降壓法**

　　1.降壓法一式

　　〔適應症〕高血壓病（體質較好而無其他併發症者）。

　　〔功法〕起式：站式身法、三吸噓、三開合。

　　正功：①按摩百會，導氣膝下。

　　貫頂：做完三開合後，雙手自中丹田前鬆腕上提，指尖
向下（圖131），手腕提至頭頂，掌心向下，雙手相對（相
距約10公分）虛架於頭頂百會穴上10公分高處（圖132），
停一分鐘後，手下落於百會穴上（男左手在下右手在上，女
動作相反）。意念向下，有如淋浴時水從頭澆下之感。

　　按摩百會穴：接上式，雙手內外勞宮穴對準相疊，在頭

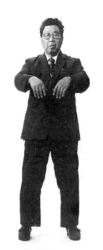

圖131

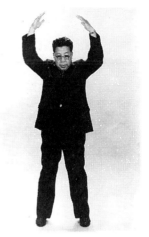

圖132

頂百會穴上按摩（圖133）。男子
按右→前→左→後→右，再按右→
後→左→前的方向各轉十二圈（女
子則按後→左→前→右，再按右→
前→左→後的方向各轉十二圈）。
按摩完後，雙手輕按百會穴，噓氣
（鬆腰微下蹲），隨後雙手微離百
會穴，吸氣（仍保持微蹲狀態）後
，身體慢慢直立，意念放在虛氣上
，重噓不重吸，自然吸氣。

　　降氣：接上式，百會穴按摩噓
吸後，雙手離開百會，中指相接，

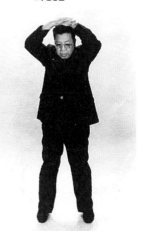

圖133

手心向下自頭頂緩緩降落（圖134），到膻中穴時開始長噓
降氣，同時鬆腰兩腿下蹲（圖135），兩手背相貼，手指向
下，下降（圖136），降到兩膝內側膝下為止（圖137、138）
。噓氣也隨之停止，自然吸氣（噓氣要柔細勻長，心平氣穩

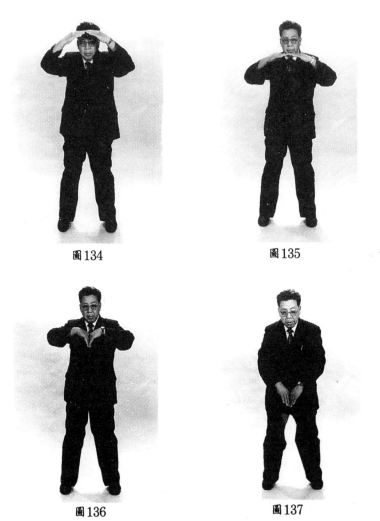

圖134　　　　　　　　　圖135

圖136　　　　　　　　　圖137

，初練時能噓多長就多長，不可勉強長噓）。吸氣後身體慢
慢起立，雙手手心自然對向腹部至中丹田前。按此法連做三
次後，再做三開合。

　②導氣中都

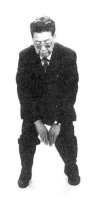

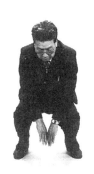

圖138　　　　　　　　　　圖139

接上式，做完三開合後，雙手提至百會穴上做「貫氣」，平掌中指相接。時間為一分鐘。

雙手中指相接，手心向下降至膻中，噓氣，手背相靠在腹前，手指向下，鬆腰下蹲，手指尖至兩小腿中間處停止下降（此處為中都穴）（圖139），噓氣到此停止，自然吸氣，身體慢慢升起。依上動作反覆做三次後，再做三開合。

③導氣湧泉

接上式，做完三開合後，提手做百會貫氣式。

做完百會貫氣後，手指相接，手心向下降至膻中穴，噓氣，手背相對靠攏，手指向下，鬆腰下蹲，手指尖下降至地面（圖140），噓氣停止（如手指觸不著地，隨其自然，做到哪裡就停到哪裡），自然吸氣。下蹲時身軀和頭頸要直，不可彎曲垂頭，意念放在湧泉穴上。身體慢慢直立，做三開合，三吸噓（注意：腰腿放鬆，腰身下坐，不要彎腰，否則會出現頭暈現象）。連做三次後收功（圖141）。

收式：做三開合，三吸噓，站式身法。

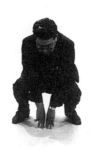
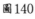

圖140

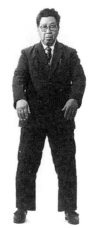

圖141

【要領及注意事項】

①降壓法只能取得短期降壓效果，要鞏固療效，必須加練強腎法，同時做好生活自控。

②此功法須慎重運用，無高血壓病者不可做。

③某些人練功後如出現頭暈、噁心、無力，甚至休克，這是血壓迅速下降的原故。遇到這種情況要及時做升壓法，叫患者將兩手放在中丹田處，兩手中指相接平掌在胸前上提，同時用鼻長吸氣想百會，反覆做九次（詳見升壓法）可消除反應。

④凡貧血、血壓低、白血球或血小板減少症、婦女經期和癌症病人禁練此法。

⑤降壓法的要領必須做到勢子、意念、呼吸互相配合，尤其重要是意念和呼吸，意念不可往上往高處想，呼吸必須「重呼不重吸」，否則，難以達到效果。

2.降壓法二式

【功法組成】

①起式：站式身法、三吸噓、三開合。

②正功：先出左腳，腳跟輕輕落地，腳尖蹺起。在出左腳的同時，右手在右體側前劃弧慢慢提起（手心朝內，指尖向下）（圖142）至百會穴。手心漸轉朝下，勞宮穴對百會

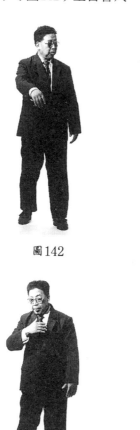

圖142

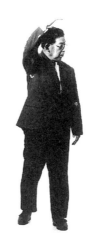

圖143

圖144

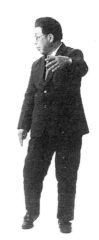

圖145

穴，約距15公分處時，罩百會穴1分鐘左右（圖143）。之後右手沿面部、任脈下降（距離要近）（圖144）。降至下唇時配合長噓氣，右手要慢降，噓氣要隨手式慢長噓，上身同時右轉45度，重心前移至左腳。右手降至環跳穴時變箭指指向湧泉穴（圖145），轉為自然呼吸。

　　如此交替前進。步數：總的不可超過三十步（每分鐘2步）。

　　③收式：三開合、三噓吸、站式身法。

　　【功效】用於治療各種高血壓病。

　　【注意事項】每日下午做本功效果最佳。總步數不可超過三十步，以防血壓過低。

　　㈡通便法

　　【功法組成】

　　1.起式：站式身法、三吸噓、三開合。

　　2.正功：先出左腳，在腳跟落地的同時，用鼻吸呼一次（短促而微有力），右手掌在左腳前上方，手指對腳趾外翻

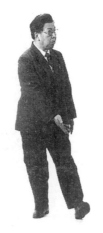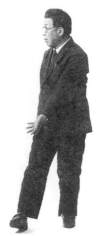

圖146　　　　　　　　　　圖147

一次（圖146），上身微向前傾而左轉。出右腳時，右腳落地的同時用鼻吸呼一次，左手掌在右腳前上方手指對腳趾外翻一次（圖147），上身微前傾而右轉。如此交替前進，步速每分鐘50～60步，每次練功20～30分鐘。

3.收式：三開合、三噓吸、站式身法。

【功效】主治各種大便秘結，如熱秘、冷秘、氣秘、虛秘和晚期癌症患者的大便秘結。以上患者練功是六日或十日，可達到疏通大腸經絡而解除便秘，有時可當日收效。

(三)利尿法

1.利尿法一式

【功效】主要治療下肢浮腫、無名腫、排尿不暢、前列腺炎、膀胱炎、膀胱癌、尿毒症、前列腺肥大、糖尿病、結腸癌、直腸癌等；此功有降壓減肥之功效。

【功法組成】

①起式：站式身法、三噓吸、三開合。

②正功：以行功為主，配以吸吸呼平的調息法和向下導引的手式。

先出右腳，同時吸吸（用鼻吸氣兩次），在第一個吸時兩手並列從腹前肝區下插到腹股溝（圖148），第二個吸時從腹前中線下插到臍下（圖149）；出左腳時呼平，兩手再並列從脾區下插到腹股溝，兩手下插時要做到既不貼身又不遠離，約距腹部一寸至二寸為宜。步速每分鐘50步，每次練功20～30分鐘。呼吸頻率與腳步示意如表18。

表18

‖: 吸吸	呼0 :‖
右腳	左腳
腳跟腳掌	腳跟腳掌

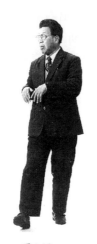

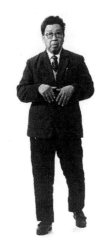

圖148　　　　　　　　　　圖149

③收式：意守丹田，三開合，三噓吸，站式身法。

【注意事項】練本功時，如感到不舒適時，或者男性發現有遺精現象，要即改練利尿法二式。

2.利尿法二式

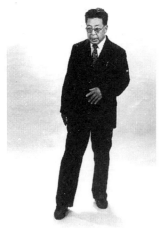

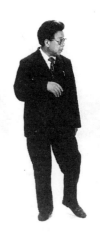

圖150　　　　　　　　　　圖151

利尿法二式與一式的動作區別主要是手式的導引方法不同，具體作法如下：

出右腳吸吸時，左手從腹前自左向右斜下插到腹股溝（圖150），出左腳呼平時右手從腹前自右向左斜下插到腹股溝，同時左手收回腹前左側脇下（圖151）。兩手如此隨著吸吸呼平的步伐在腹前一上一下反覆交叉。利尿法二式也可與一式在30分鐘操練過程中交替進行。

四升壓法

【功法組成】起式、正功、收式。

①起式：站式身法，三噓吸、三開合。

②正功：

意念：想高處，守百會。

動作要領：兩腳平站，與肩同寬，雙手手心朝上，兩中指相接於中丹田前（圖152），然後兩手沿任脈上提（圖153），同時重吸氣（勻長）直至鼻下「人中穴」向外平分（圖154），至肩旁自然下落（圖155），下落時兩手心仍朝上

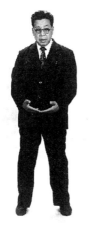

圖152

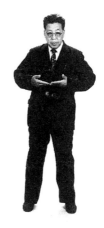

圖153

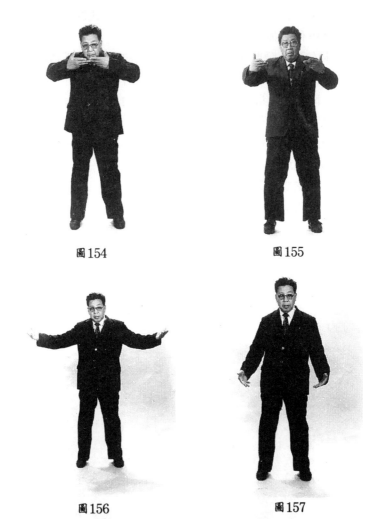

圖154　　　　　　　　　　圖155

圖156　　　　　　　　　　圖157

（圖156），落於體側時手成自然狀態（圖157）。此動作重
複九次，即可收功。

　　呼吸——重吸不重呼。重吸時與手式上升密切配合。

　　③收式：三開合、三噓吸、站式身法。

【功效】主要用於治療各種低血壓病。或用於血壓正常者及高血壓病患者練降壓功時過度，而引起的頭暈、心悸、血壓過低。練本功可使血壓調整正常。對供血不足引起的頭痛頭暈者，也是升血補氣之法。

【注意事項】

練本功時，必須掌握適度，不可過量，否則血壓過高。一般做九次即可使血壓恢復正常。

㈤腳棍治療法

【功理】本法以練功者的兩足掌滾動木棍，利用木棍圓周表面摩擦足底湧泉穴來增強腎氣。同時，人體足三陰、足三陽經絡都起止循行於兩腿兩足。腿棍治療法通過兩腿的擺動也可起到激發、啟動肝、膽、脾、胃、膀胱等之經氣而增強內臟的機能活動。此功屬器械功，需備長45公分、直徑6～6.5公分的圓形木棍一根和方凳一個，選擇平滑的地面做功。地上舖一毛巾更好。

【功法】功前準備，木棍平放地面，練功者平坐在方凳上，雙腳平放於棍的兩端（圖158），大、小腿間成直角。

1.起式：坐式身法，三噓吸、三開合。

2.正功：①雙手放在膝蓋上，用雙腳掌的前半部來回滾動木棍一百次（圖159）（向前滾動時用力應為實，往回滾動時不用力應為虛），做三開合，腳棍暫停。

②接上式，做完三開合後，雙手重疊在中丹田前（男左手在下，女右手在下），做關元穴按摩正反各24圈，接做穴位三噓吸，手復原於膝上，再用腳滾動木棍一百次，做三開合，腳棍暫停。

③接上式，做完三開合後，雙手沿帶脈放於腎兪穴上做腎兪穴按摩正反各24圈。接做穴位三噓吸。

需注意腎兪穴按摩是先向外（即遠離身體中線）轉動24

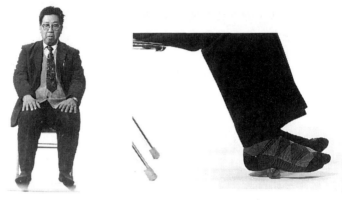

圖158 圖159

圈，再向內（即向著身體中線）轉動24圈，此為補法（關元、腎俞按摩的詳細內容見「穴位按摩」）。

④接上式，做完腎俞穴按摩後，雙手復原於雙膝，兩腳再登棍一百次。

3.收式：做三開合、三噓吸、靜坐。

【適應症】慢性腎炎、肝炎、風濕性心臟病、子宮肌瘤、高血壓舒張壓（低壓）、低而收縮壓（高壓）高之脈壓差大者。

㈥天地開合法

天地開合法是對症功功法之一。它的特點是針對性強。功法設計是以生理功能和病理為依據的。

【功理】本功通過上下開合導引起到調節人體氣機，調整陰陽失調，活動關節，行氣活血，舒筋通絡，散結化淤等作用。

【功法組成】

1.起式：站式身法、三吸噓、三開合。

　　2.正功：出左腳，腳跟著地，全腳落平，重心放在前腳，後腳跟抬起；兩手掌心向下，分別從身體兩側振臂上提，振臂三次與肩平（圖160）。翻掌向上，雙手合於百會穴上約10公分處（圖161），然後再翻掌外開，開寬1公尺（圖

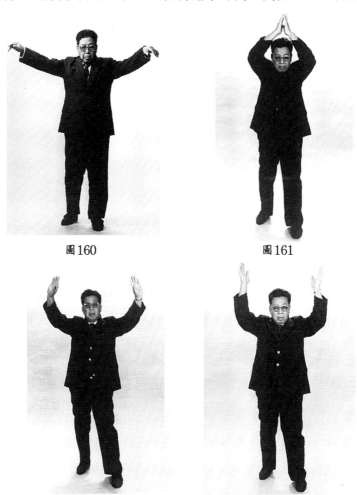

圖160　　　　　　　　　　圖161

圖162　　　　　　　　　　圖163

162），後腳跟逐漸落地，重心放在後腳，前腳跟提起，向
內合掌時重心在前腳（圖163）。如此，開合三次。最後一
次合掌後，雙手由百會穴上從前中線向下導引（圖164），
同時緩緩下蹲（圖165）。左腳蹲平後，雙手在會陰穴前開

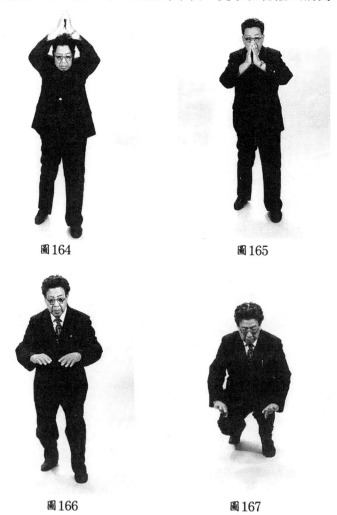

圖164

圖165

圖166

圖167

合一次（圖166、167）。之後兩手如摸瓜似的劃一個半圓弧，同時起身（圖168、169），雙手順勢至丹田處，從丹田處劃弧（前上）到膻中，再下降至丹田。然後換腳，出右腳再做開合（作法同上）。功時為15～20分鐘。

　　3.收式：三開合、三噓吸、站式身法。

　　【適應症】肩周炎、關節炎、風濕及類風濕關節炎、頸椎病等。

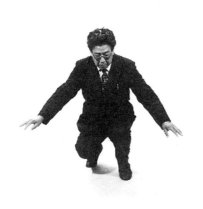
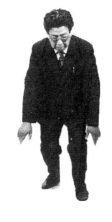

圖168　　　　　　　　　　　圖169

㈦二田開合行進法

　　二田開合行進法是治療糖尿病和血液病的對症功法。功法設計是在定步二田開合的基礎上加上行走，以更有利於胰臟功能的調動、加強和修復。

　　【功法組成】

　　1.起式：站式身法、三噓吸、三開合。

　　2.正功：二田開合行進法先出右腳，腳落平後兩手鬆腕上提，沿身體前中線至印堂穴，兩手大拇指、食指、中指相接成喇叭口狀（口向外），距印堂穴5公分左右，然後轉兩

手背相對外開與肩寬，兩臂成弧形，身體重心在後腳（圖170）。合時重心在前腳，手合至印堂穴後兩掌心相對，邊下降邊合實，至膻中穴後自然分開，兩手心斜向外下方，兩中指相接降至中丹田。再在中丹田開合一次（圖171），當兩手

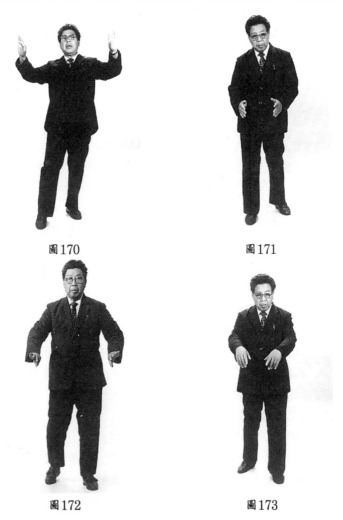

圖170

圖171

圖172

圖173

合至中丹田時，再在中丹田外開同時出左腳（圖172），當左腳跟落地的同時上提兩手（圖173），再做上丹田、中丹田開合。如此二丹田開合一次，向前行進一步。每次做20～30分鐘。

3.收式：三開合、三噓吸、站式身法。

註：血象低的患者，上丹田開合後，升降時可手心朝上至中丹田時，再內轉兩手背，相對做開合。

(八)**自我按摩法（穴位按摩）**

自我按摩法主要是練功者自我對穴按摩。通過按摩的方式自我發氣、自我回授，以此通經活絡，活血散淤，氣通血暢，達到治療之目的。

1.癲癇病按摩法（防治癲癇發作）

動作要領：用中指或食指按摩雙腳拇趾和二趾骨間的太衝穴（圖174）。正反各做12圈後再做穴位三噓吸。

2.氣管炎按摩（防治氣管炎咳嗽）

動作要領：將一手之食指併在中指上，按摩另一手腕的

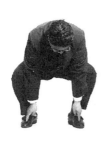

圖174

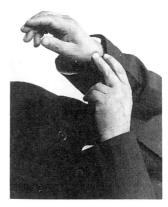

圖175

太淵穴（掌後脈搏跳動處）（圖175），正反各做36圈，意
念在該穴位。做穴位三按、三噓吸，反覆三次後收功。如不
見效可多做。

3.咽炎按摩（防治慢性咽炎）

動作要領：做完起式入靜後，雙手從丹田前上提掌心朝
上。用食指和中指，按於頸部胸骨板上緣之凹陷處即天突穴
（圖176），先向內轉12或24圈，再向外轉12圈，做穴位
三按、三噓吸，反覆做三次後，雙手下降至中丹田做收式。
每日可做二至三次。咽部不舒服時隨時可做，病重者可連做
九次。

4.迎香穴按摩（防治感冒鼻塞和慢性鼻炎）

動作要領：做完起式後，或坐或臥均可，雙手食指輕按
鼻孔兩旁迎香穴（圖177），先向內轉12圈，再向外轉12圈
，做三按、三噓吸，反覆做三次後收功。

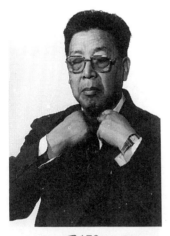

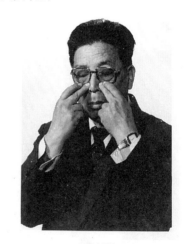

圖176　　　　　　　　　　圖177

5.天樞穴按摩（防治便秘和腹瀉）

動作要領：平臥床上待心神安定後，做三噓吸以手中指

放於臍旁一寸半處（天樞穴）（圖178），便秘者按摩穴位時先向內轉12圈，再向外轉12圈，反覆做三次後，做穴位三噓吸。連做九次或十八次。慢性腹瀉者按摩時，手指先向外轉12圈再向內轉12圈，做三次後，做穴位三噓吸，連做三輪九次或六輪。

6.腮腺區按摩（治糖尿病）

動作要領：在腮腺區用勞宮穴按摩。先向前轉36圈，然後再向後轉36圈，再做穴位三噓吸。共做三輪（如圖179）。

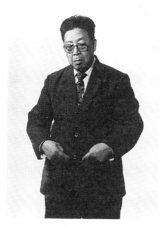
圖178

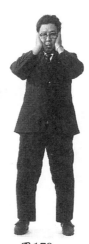
圖179

7.關元穴按摩（防治秘尿生殖系疾病）

動作要領：做完起式入靜後，雙手重疊於中丹田，男左手在下（女右手在下），內外勞宮穴對準於關元穴位處（圖180），做正反12或36圈穴位按摩後做三按、三噓吸（轉動方向：必先向外後向內，此為補法，關元穴可補不可泄）。反覆做三次後收功。

8.大敦穴排肝氣式（防治肝區痛，改善肝功能。肝炎、

肝硬化、肝癌疼痛或肝功能有異常者可在做肝臟按摩後配合
應用。但不可多做，以防損傷肝氣）。

　　動作要領：做完起式後，靜站片刻、身體重心移至左腳
，右腳拇趾點地，右腿放鬆站穩，雙手撫在肝區做肝臟按摩

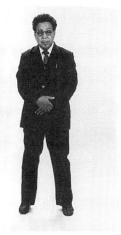

圖180

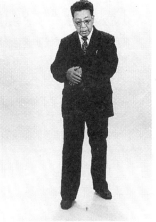

圖181

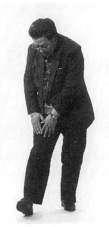

圖182

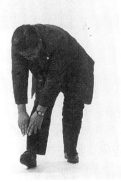

圖183

後（圖181），做三按三噓吸，身體重心移至左腿，右腳邁出半步，足跟落地，足尖蹺起（圖182），雙手自肝區向下導引經大腿及小腿內前側到足背，意念從大敦穴將肝之病氣排出（圖183）。

㈨消炎止痛法（二式）

【功法組成】

1.起式：站式身法、三吸噓、三開合。

2.正功：以行式身法為主，同時配以「三吸三呼」的吹息法及採用雙手外劃弧的姿勢導引。動作要領如下：

先出左腳吸吸，再出右腳吸平，然後再出左腳呼呼，出右腳呼平。行步同時兩手立掌腹前外劃弧（掌心朝內），手的擺動範圍是上不過膻中穴，下不過環跳穴，如此前進。步數以每分鐘60～70步為宜，以自然舒服為度。每次功時20～30分鐘。呼吸頻率與腳步示意如表 19。

表 19

‖: 吸吸	吸0	呼呼	呼0 :‖
左腳	右腳	左腳	左腳
腳跟腳掌	腳跟腳掌	腳跟腳掌	腳跟腳掌

3.收式：意守丹田、三開合、三噓吸、站式身法。

【功效】本功有疏通經絡，活血化淤，消腫鎮痛的作用。適用於各種炎症引起的腫痛、牙痛及癌症的疼痛。對矽肺及肺不張效果也很好。

三、臟腑對症功

臟腑對症功是調動、加強臟腑功能的功法。它的特點是既有加強臟腑功能的針對性又有治療本臟腑疾病的積極作用。所以臟腑對症功是扶正祛邪，健身防病的好功法。

臟腑對症功主要系列功法：

1.強心法

2.強肺法

3.強肝脾法

4.強胃法：

　　一式

　　二式

　　三式

5.疏泄法

6.臟腑按摩法

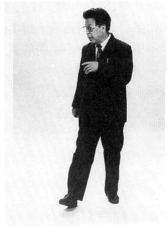

圖184

㈠強心法

【功法組成】

1.起式：同強腎法。

2.正功：第一步出右腳，鼻吸氣兩次（圖184），第二步出左腳，鼻再吸氣兩次；第三步出右腳鼻呼氣兩次，第四步出左腳，鼻呼氣一次（圖185）。

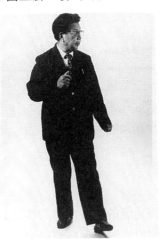

圖185

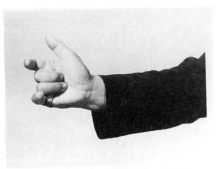

圖186

第四步呼氣時，兩手虛握拳，以中指尖（中衝穴）點觸勞宮穴（圖186）。

意念心情舒暢，吸氣時要輕心氣略有上升，呼氣時心氣略有下降。如此反覆行走前進，以每分鐘50步左右為宜。

3.收式：三開合、三噓吸、站式身法。

【適應症】本功法養心安神、補氣和血，主治心血管系統疾病及神經系統疾病，如冠心病、心絞痛、心律不齊、失眠、心悸等病症。

【要領】①呼吸導引與強肝脾法相同，步法也基本相同，不同之處是強心法沒有足趾點地。

②中指點勞宮穴時，注意右手盡量擺至膻中穴為宜。

(二)強肺法（又稱快速強肺法）

強肺法是臟腑對症功法之一。它具有顯明的針對性和雙重性。強肺法，不僅能增強肺的呼吸機能、補氣潤膚、扶正祛邪；還能主治呼吸系統疾病。如：氣管炎、肺結核、矽肺、皮膚病等。

功理——本功通過改變呼吸頻率，加速肺活量，加強、提高肺臟的工作能量。由於肺主氣、主皮毛，所以肺健則補氣潤膚。扶正祛邪。

【功法組成】

1.起式：站式身法、三噓吸、三開合。

2.正功：行功四步為一組。第一步先出右腳（圖187），第二步出左腳（圖188）。呼吸頻率為四吸一呼一平。

手的擺動方式及範圍是：兩手內劃弧，擺動範圍：環跳穴→膻中穴→丹田→環跳穴。在第三步呼的同時兩手的拇指與食指輕捻觸少商穴與商陽穴（圖189、190）。頭、腰隨之兩腳變換左右轉動45度。呼吸頻率與腳步示意如表20。

表20

‖: 吸吸	吸吸	｜	呼 0	0 0	:‖
右腳	左腳		右腳	左腳	

↓

拇指與食指捻觸

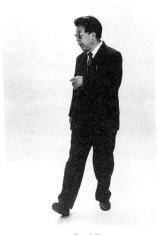

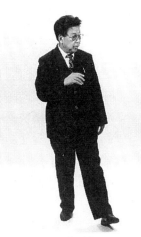

圖187 　　　　　　　　　　圖188

　　【練功時間】每次20～30分鐘。早晨為宜。呼吸時要短促而微有力。

　　3.收式：三開合、三噓吸、站式身法。收式開始時意守丹田，站式身法靜站時放棄意守。

　　【適應症】主治呼吸系統疾病；氣管炎、支氣管擴張、肺結核、肺氣腫、肺不張、矽肺、慢性鼻炎、鼻竇炎、鼻息肉、神經性皮炎、牛皮癬、蕁麻疹、紅斑狼瘡、硬皮症、脫髮等。

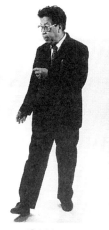
圖189

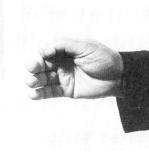
圖190

㈢強肝脾法

強肝脾法是調動、加強肝脾的藏血、統血和主疏泄、主運化的生理功能的功法。本功法具有雙重性，常練本法不但能加強臟腑功能，而且可治療消化系統和血液系統的疾病。

【功法組成】

起式→正功→收式。

①起式：站式身法、三噓吸、開合。

②正功：先出左腳。頭、腰的轉動轉角要大於45度，在不轉胯的前提下轉到最大限度，頭要向後看。手的要求同強腎功的三到位一樣（圖191）。不同之處是在最後一呼的同時大拇指點壓無名指根部，後腳也同時用大趾尖輕點地位於前腳內側的中部，兩腳左右間距20公分左右（圖192、193、194），輕點的目的在於通過大敦穴和隱白穴調動肝脾經的作用。

四步為一組。呼吸頻率為四吸三呼。呼吸方法為腹式逆式呼吸法。

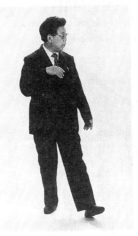

圖191

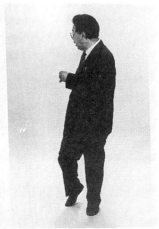

圖192

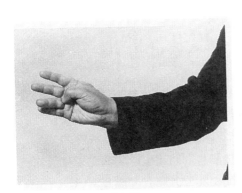

圖193

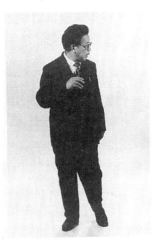

圖194

　　行走步速為每分鐘40～50步為宜。呼吸頻率與手、足、
腳步示意如表 21。

表21

‖:	吸	吸	吸	吸	呼	呼	呼	0	:‖
	左	腳	右	腳	左	腳	右	腳	
	腳跟	腳掌	腳跟	腳掌	腳跟	腳掌	腳跟	腳掌	
	第一步		第二步		第三步		第四步		

手大拇指尖點壓無名指根　足大趾尖輕點地

③收式：三開合、三噓吸、站式身法。

【適應症】各型肝炎、肝硬化、肝癌、肝腫瘤、膽結石、膽囊炎、青光眼、白內障、再障貧血、白血病、脾胃病等。

(四)強胃法

【功理】中醫理論認為，胃為水谷之海，脾胃相表裡，脾氣主升，胃氣主降。升降相因則人體氣機和順，消化吸收功能正常；升降功能失常而氣機逆亂，則脾胃發生病變，引起人噁心、嘔吐、脹滿、疼痛、腹瀉等症狀。

自控氣功的「強胃法」，是在「運化功」、「蹺步緩行」的基礎上改變了手勢而形成的。其要領是在蹺步緩行的同時，配合一上一下的手勢和上夠下提之用意不用力的意念，加上蹺步緩行所形成的鬆靜狀況，共同起到健脾、和胃、調節氣機升降的作用。根據臨床中胃病的不同症狀，強胃法分為一、二、三式。

1.強胃法一式

【功法組成】

①起式：站式身法、三噓吸、三開合。

②正功：出左腳，面向左前方，右手鬆腕上提（圖195）。右手提至頭部右上方時，向上翻掌，成虎爪狀（圖196）。這時加意念接天氣，同時小腹內收三次，左手收地氣；右

手向下翻掌，手心照百會；左手放鬆，掌心向環跳穴（圖197
）。右手自上向下導引，左手自下向上導引，身體從左側向
右轉，至正中出右腳（圖198），左手上提至頭左上方，翻
掌掌心向上，意念同上，右手在下收地氣。左手翻掌掌心照

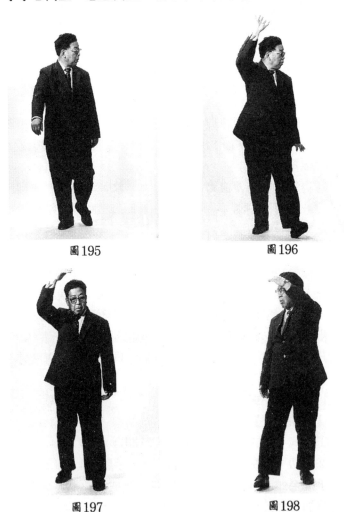

圖195　　　　　　　　　　圖196

圖197　　　　　　　　　　圖198

百會，後左下導右手上導，如此交替前進每分鐘2～3步，行走 20～30 分鐘。

③收式：三開合、三噓吸、站式身法。

【適應症】慢性胃炎、胃潰瘍、十二指腸潰瘍、慢性肝炎、肝硬化、慢性腸炎；結腸炎以及食道腫瘤、胃腫瘤和腸腫瘤等患者所出現的消化不良、噁心嘔吐、食欲不振、呃逆噯氣以及胃和腹脹滿、疼痛等症狀。

2.強胃法二式

【功法組成】

①先出左腳（圖199），腳跟著地，然後全足落平，身體重心在中。左轉腰看後方。

②右手上提，手心向裡，手指向上，提至額中前時，右手掌勞宮穴對印堂穴，右肘對左膝。左手立掌掌心向內向後移至尾閭，軀幹同時向左緩慢移至極點，兩目向後平視遠方（圖200）。

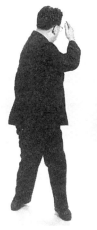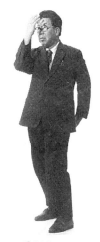

圖199　　　　　　　　　　圖200

③接上式，右手從印堂穴自面部緩緩下降沿任脈下落丹

田（圖201），再向後移至尾閭，同時出右腳，左手上提至
印堂穴前（掌心對印堂）（圖202、203），身體向右緩慢移
至極點，兩目向後平視遠方（圖204）。如此兩手兩足左右
交替，軀幹隨之左右轉移至極點，緩慢前行，九步做一次導

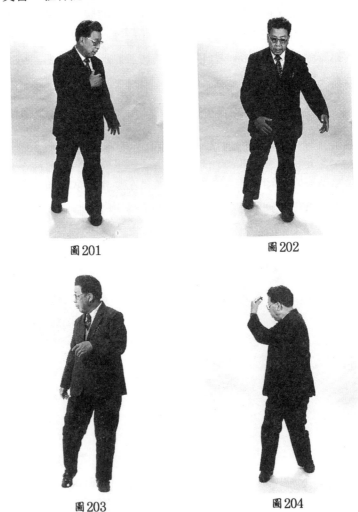

圖201　　　　　　　　　　圖202

圖203　　　　　　　　　　圖204

引，可練三至六個九步後收功，或一次做六十步後再收功。

【適應症】食道癌、賁門癌、食道炎和輕度食道異物梗塞所出現的的胸膈滿悶，飲食不下，嘔吐等症狀。

【禁忌症】肝癌、肝硬化、胃癌、胃潰瘍、十二指腸潰瘍等。

3.強胃法三式

【功法組成】

①起式：站式身法、三噓吸、三開合。

②正功：站式身法姿勢，雙手從身體兩側緩緩向體前內合至下頜（圖205、206），指尖向內沿任脈下導至中丹田，略停片刻，將口中津液慢慢咽下，無津液則咽氣，意念由咽至中丹田（圖207、208）。依此方法連做三遍。

註：此法也可做行進法。出左腳，腳跟先落地，然後落平，身體重心前移，右腳跟提起，雙手從身體兩側向體前合攏至下頜，口噓氣同時雙手沿任脈下導至丹田，略停片刻，將口中津液慢慢咽下，無津液則咽氣，意在咽至丹田。

雙手自中丹田前自然分開，出右腳，手的動作和咽津方法同上。如此兩足交替前進，直至症狀減輕或消失。一般需做10～15分鐘。

③收式：三開合、三噓吸、站式身法。

【適應症】胃脹、噁心、嘔吐。

㈤疏泄法

1.功理

疏泄法是以木棍揉兩手掌心勞宮穴並配合一些導引姿勢而設計的一套功法。勞宮穴屬心包經，心包經為十二正經之一。中醫認為心包為心的外圍，其功能與心類同，因而有「代君行令」的作用。以木棍揉勞宮穴可增強心主血脈和主神志的功能。肝的功能主疏泄主藏血。肝屬木，心屬火，在

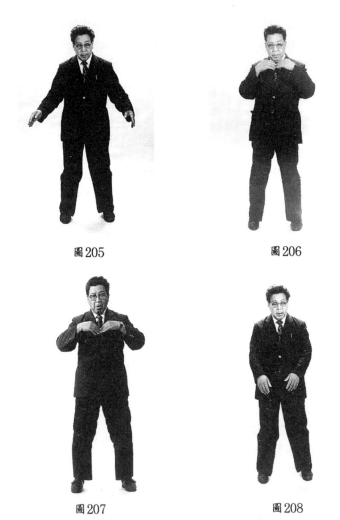

圖205　　　　　　　　　　　圖206

圖207　　　　　　　　　　　圖208

　　五行生克關係中是母子關係，心與肝在生理功能上密切聯繫，在病理上互相影響，心血不足，肝血會因之而虛；肝血虧虛，心血也會不足。因而加強心包經正是加強心的功能，促進血液循環，以保證肝得血養。

另外，肝、心有病在精神變化方面常互相影響，如肝血不足則頭暈目眩，心陰不足虛火上炎也會加重頭暈目眩。因此，揉勞宮穴治心同時也治肝，此為「治子保母」之法。

疏泄功以腰功為主，如坐腰、彎腰、鬆腰、轉腰等，除有關肝經的調動外，都屬於加強腎的經氣活動。肝藏血、腎藏精。在生理方面，只有腎精滋養於肝，才使肝的功能正常，而腎精也需肝血供應方能得以充滿。在病理上，肝血不足會使腎精虧損，腎精不足會導致肝血不足，成為肝腎兩虛症。因此，加強腎的功能，可使肝得到充養。中醫稱之為「滋水涵木」。

肝主疏泄，指肝具有疏展、生發、柔和、條達的生理性能，只有在肝氣疏泄條達的情況下，人才能氣血平和，心性舒暢。肝發生病變時，疏泄功能就會失常，肝氣抑鬱，會產生胸肋脹滿；煩躁易怒等症狀。疏泄功正是根據肝的上述生理病理而設計的。

中醫理論認為「肝藏血，心行之，人動則血行於諸徑，靜則血歸於肝。」疏泄功以兩手勞宮穴轉棍並做勢子導引，以促進氣血運行、流轉，充分發揮肝的疏泄之功能。同時要求大腦入靜和肢體放鬆，以促進血液回注而濡養肝臟，充分發揮肝藏血的功能。因此本功法兼顧了「盡其所能，得其所養」兩個方面，是補泄兼施的一種功法。

本功法又稱木棍功，做功需用長約九寸，粗細以自己大拇指與中指相對恰好滿握為標準，棍的兩端須圓滑，以利掌心摩擦。

本功法補泄作用較為顯著，練功時，木棍向軀體外轉為泄，向軀體內轉為補，可根據練功者身體情況及病情選用。病情穩定後用平補平泄法（向外轉和向內轉的圈數相等）。

【適應症】本功法疏暢氣機、舒肝健筋、強心通脈、養

心柔肝和安神作用良好。近幾年廣泛用於多種病症，實踐證明療效確切，特別是應用此功配合穴位按摩，對治療糖尿病和各種原因引起的偏癱效果尤為卓著。下列病症練此功也可收到療效。

(1)肝膽疾病，如慢性肝炎、肝硬化、肝癌、膽囊炎、膽結石等。

(2)大便秘結（小棍向外傳）和腹瀉（棍向裡轉）。

(3)頭痛、牙痛、關節痛等。

(4)可用於糾正練功時出現的偏差。

2.功法

疏泄法共有四組式子。

①蹲腿坐腰式：

起式：站式身法、三噓吸、三開合。男右手（女左手）持棍（大拇指中指相接）空手在下，持棍手在上重疊於中丹田處，做三噓吸（圖209）、三開合（圖210）後交接棍。

正功：兩手勞宮穴持棍在中丹田前水平轉棍（圖211）

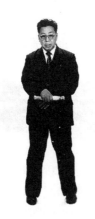

圖209

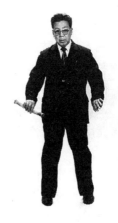

圖210

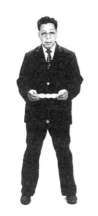

圖211

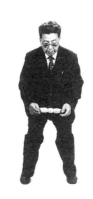

圖212

，右手轉動，左手擎轉；左手轉動
，右手擎轉（用手掌心轉，不可用
手指轉）。

　　兩手不停地向外轉棍，同時雙
腿屈膝（圖212），鬆腰、鬆胯、
緩緩下蹲（下蹲的程度可根據個人
身體條件而掌握，體弱者或腿痛者
可微蹲），一般要求蹲至大腿與小
腿垂直為準，兩腳平行，懸頂下坐
式意念放在尾閭，保持懸頂，首尾
一條（脊椎懸直）（圖213）。因
這有利於腰椎放鬆。

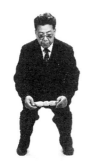

圖213

　　接上式，身體慢慢升起，邊起邊不停地轉棍（圖214）
。上述蹲、起轉棍反覆連做四次後做三開合。

　　接上式，做完三開合後，繼續下蹲，直立起後，再轉棍
四次，但轉棍方向與前相反（即向體內轉棍）。

　　做完四次轉棍下蹲後，做三噓吸、三開合，接做「前俯彎腰式」。

　　【注意事項】轉棍下蹲同時進行，注意上身中正不偏，臀部微微後坐，脊椎直懸而腰不可僵硬，在起落之時腰骶鬆動，氣感可達湧泉。

　　②前俯彎腰式：

　　接上節，做完三開合後，在中丹田前不停轉動小棍，同時腰脊緩慢下彎（圖215），腿膝部微屈，脊骨放鬆，有節節鬆開之感。

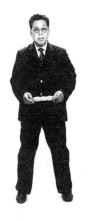

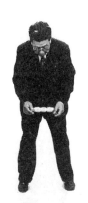

圖214　　　　　　　　　　　　　圖215

　　彎腰時，頭部要與頸脊平直，保持頭頸脊為一條垂直線（圖216），頭頸要放鬆，有脊椎節節鬆開之感。

　　起立復原時，要讓脊骨一節一節地復原。

　　連續做四次後，做三開合，接著再做四次彎腰，同時向體內側轉棍。

　　接上式，四次做完後，做三噓吸、三開合，而後接做左右轉腰功。

　　彎腰深度以個人身體條件為準，不要勉強，邊彎腰邊向體外轉棍，彎腰程度深者可手觸地（圖217），淺者過胯即可（高血壓病人做此功應牢記如下要領：心要平，氣要穩，速度要慢）。

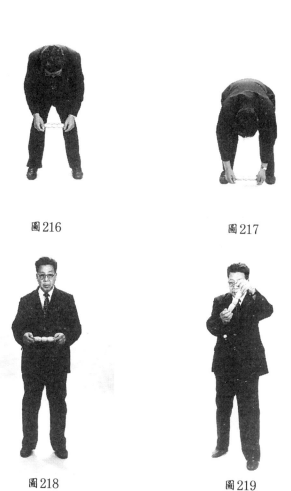

圖216

圖217

圖218

圖219

③左右轉腰式：

接上式，三開合後，雙手在中丹田前向外轉棍不停（圖218）。出左腳（圖219），左手在上至印堂，右手在下至膻中（圖220），將棍向外轉立在膻中與印堂之間，身體重心

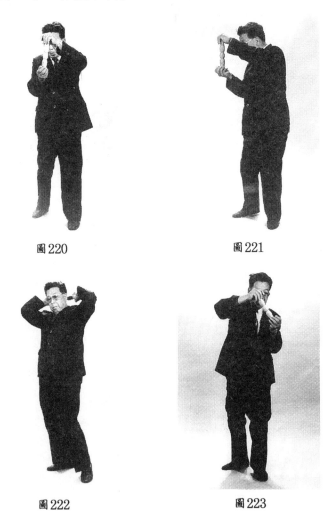

圖220　　　　　　　　　圖221

圖222　　　　　　　　　圖223

在前腿。邊轉棍，兩臂和腰邊向右
轉動（圖221），雙手繼續向外轉
棍至右耳前方。

接上式，鬆腰微後仰，左手過
頭頂，小棍在頭後部風府穴處向外
水平轉動（圖222），身體重心在
後腿。在轉腰時，兩腿虛實調換。
左手轉至下方，右手轉至上方，小
棍轉至左耳前方，再轉向前身（身
體重心在兩腿），立棍轉於印堂膻
中之間（圖223），再復原至中丹
田（圖224）。如此轉四次後，再
做三開合。

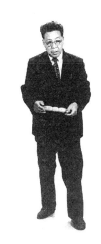

圖224

接上式，做完三開合後，出右腳，兩手在胸前膻中、印
堂間立棍，右手在上，左手在下，兩手轉棍隨腰向左轉，動
作同上述，但轉棍方向向身體內側，再連轉四週（次）。

做完三噓吸、三開合後，接做
下節。

④環臂鬆腰式：

【注意事項及要領】

A.本節功法的要點是轉腰、
鬆腰，只有做好鬆腰，才能做好轉
腰，要做到前腿和後腿的虛實分明
，即身體重心在兩腿間互相轉移，
保持一腿承擔全身重量，另一腿輕
鬆地處於虛鬆狀態，這樣才有利於
鬆腰轉腰。

B.患肝癌、肝硬化和腹腔腫

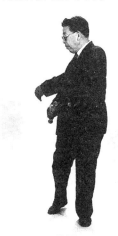

圖225

瘤較大的病人做本節轉腰功和前節彎腰功時，注意彎腰和後低不可過大，以防擠壓病灶。

　　接上式（以男子為例）：做完三開合後，出左腳，左手擺至小腹右側上升（圖225），過右側期門穴至肩井、百會

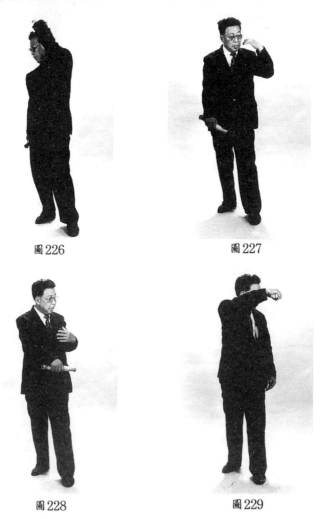

圖226　　　　　　　　　　圖227

圖228　　　　　　　　　　圖229

穴（圖226），從身體左側自然下落（圖227）。

在上式左手到百會穴上方時，同時右手持棍隨腰轉動，擺到小腹左側（圖228），過期門穴上升至頭頂過百會穴（圖229、230），從身體右側自然下落（圖231）。如小棍過百會穴時有頭暈等不適感，可不過百會，改為過囟門或前額都可。

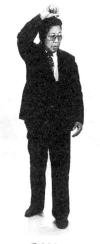

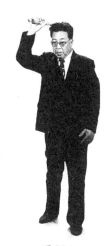

圖230　　　　　　　　　　　圖231

左手到右邊時，頭和腰向右轉動；右手到左邊時，頭和腰向左轉動。

如此反覆做四次後，做三噓吸、三開合。

做完三開合後，出右腳，做法同上，方向相反，再做四次。

收式：做三開合、三噓吸、鬆靜站立。

(六)臟腑按摩法

臟腑按摩法就是練功者用自我發氣、自我回授的方法在臟腑區域或俞穴上對症施功。作用有二：一是用於養生健體；二是治療臟腑疾病。通過按摩對人體有調氣安神，利關節

，柔筋骨，通經活絡，消炎止痛的作用。

　　1.心臟按摩

　　起式：站坐式身法，做三噓吸、三開合。

　　正功：①膻中按摩：雙手重疊在膻中穴上（男左手在下，女右手在下），按上手大拇指所指方向旋轉18圈後，再反轉18圈，然後在膻中穴做三次噓吸（圖232）。

　　②心區按摩：手勢同上放在心區正反各轉12圈之後做三次心區噓收。旋轉時動作要慢，用力均勻，共做三次（圖233）。

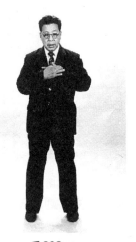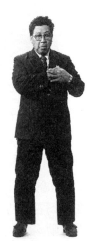

圖232　　　　　　　　　　　　圖233

　　收式：三開合，三噓吸，站、坐式身法。

　　2.肝區按摩

　　起式：同上。

　　正功：雙手重疊在肝區處，正轉24圈，反轉12圈，做肝區三噓吸，做功時意在肝區，心情愉快。共做三次（圖234）。

　　收式：同上。

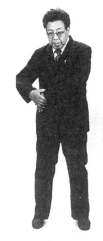

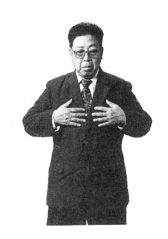

圖234　　　　　　　　　　圖235

3.肺區按摩

起式：同上。

正功：雙手手掌自然平放於肺區。雙手先內轉12圈後，再外轉12圈，做穴位三噓吸，意念在肺部。肺結核有空

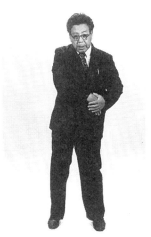

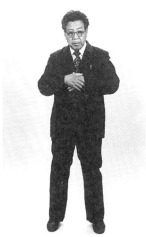

圖236　　　　　　　　　　圖237

洞者，可意念收斂、充實，共做三次（圖235）。

收式：同上。

4.脾、胃按摩

起式：同上。

正功：脾臟腫大、腹瀉、血液病、肝病等做脾區按摩。雙手重疊在脾區（圖236），內外勞宮穴相對做脾區正反各24圈按摩，然後做穴位三噓吸，共做三次。

如有胃病或胃痛者，在胃區做按摩（圖237）。正反24、36圈均可，共做三次。

收式：同上。

5.腎臟按摩

起式：同上。

正功：雙手外勞宮穴放於腎俞穴（圖238），先外轉24、36圈後，再內轉24、36圈均可。做穴位三噓吸，共做三次，然後兩手沿帶脈回至中丹田處，做三開合、三噓吸收功（圖239）。

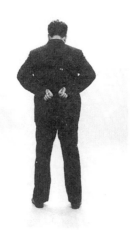

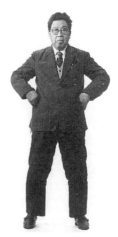

圖238　　　　　　　　　　圖239

第四節　延緩衰老的益壽功

　　益壽功為養生延年功法。本類功法必須在核心功的配合下練功，因為核心功是全局加強人體素質的功法，練核心功打好基礎，再練益壽功可功倍速顯。有重病在身的患者不宜練此類功法。

　　益壽功系列功法：

　　1.乾坤通絡功

　　2.乾坤吐納功

　　3.站樁功

　　4.靜坐功

一、乾坤通絡功

　　乾坤通絡功是益壽功的主要功法。它的特點是意念、呼吸、勢子三要素妙而統一的運用。主要用於保健養生或體弱者滋補強身。重病者不宜練此功。

　　㈠**功理**──本功是大周天行氣法，氣功的中級層次。練功的目的在於儲能。本功通過疏經活絡調心攝神，使腦活動最佳淨化和有序化，最大限度地攝取自然的物質、能量與信息，大大減少消耗。從而改善提高全身功能，開發人體智力和潛能。滋補陰液，強陽練神，調氣健身，延年益壽。

　　㈡**功法組成：**

　　1.口訣：玄膺聚液，屈肘平分，漱津下咽，氣貫丹田，分經兩腿，下至湧泉，由踵及閭，升背散肩，出陽入陰，兩臂循環，耳後升頂，氣歸丹田。

　　2.起式：站式身法，三噓吸、三開合。

　　3.正功：

　　①玄膺聚液（圖240）：鬆靜站立片刻，兩手臂從體前緩緩飄起，手心向下，雙腕放鬆，兩肘鬆弛，雙肩下沈，至兩臂在胸前伸平止。意在舌下。

　　②屈肘平分（圖241）：接上式，兩肘下沈，微向外張，當雙手內收至距前胸一尺遠，兩肘繼續向外張開，使大小臂在同一水平線上時，兩手以腕導引，向體前外角45度處伸張。「玄膺聚液，屈肘平分」這兩動作，可使口內唾液增多，唾液產生於腮腺、舌下腺和頷下腺，唾液中含有多種酶類，它有殺菌和助消化的作用。唾液中還含有腮腺激素，它有抗血管硬化等作用，也具有抗衰老的作用。

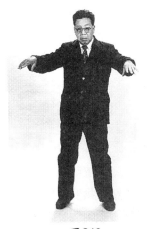

圖240

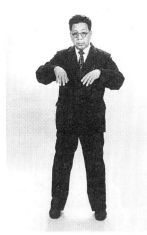

圖241

　　③漱津下咽（圖242）：接上式，收肘，同時兩手指尖向裡轉使中指尖點在人中穴上，兩拇指點在廉泉穴上，兩肘懸於胸前，將口中唾液像含水漱口一樣滿口腔漱動，然後分三口下咽，咽時更有咕嚕響聲。

　　④氣貫丹田（圖243）：接上式，兩手離開人中穴與廉泉穴，中指相接沿任脈下導至丹田，意念隨手勢將津液貫入

丹田，兩手同時合氣丹田。

　⑤分經兩腿（圖244）：兩手從丹田處分開，順兩大腿外側下行。

　⑥下至湧泉（圖245）：接上式，兩手下行至膝蓋外側止，同時兩腿隨手勢下行而下屈，上體下坐膝蓋略超過腳尖，要保持懸頂。意念隨兩手下導至湧泉。人體分陰陽，前為陰、後為陽，上為陽，下為陰。作為兩腿來說外側為陽，裡為陰。

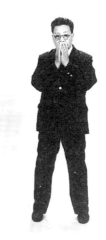

圖242

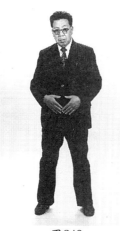

圖243

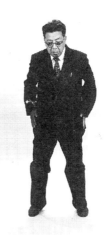

圖244

　經絡走向：陽經下行，陰經上升。

　⑦由踵及閭（圖246）：雙手以膝外側轉至內側，意念隨中指向上導引，使熱流由湧泉穴經陰蹻脈由腿的裡側上升至膝。然後兩手繼續向上導引，經環跳穴到長強穴（即尾閭

處），兩中指輕點該穴。

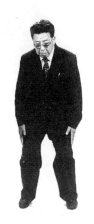

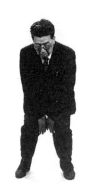

圖245　　　　　　　　　　　圖246

⑧升背散肩（圖247）：兩手中指離開長強穴，兩掌心
向上，向上導引至肩胛骨下端。意念隨手沿督脈向上導引，
直至肩井穴。

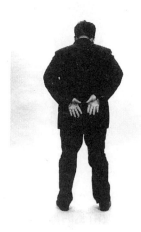

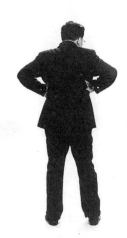

圖247　　　　　　　　　　　圖248

⑨出陽入陰（圖248、249）：兩手從腋下向前導引，手心向上，至腋下約兩寸處，兩手自然變掌心向下，以手腕引領向體側45度角方向前引，至兩臂伸直。意念從肩井穴走兩臂外側的手少陽，三焦經外關穴、陽池穴導引至小拇指。

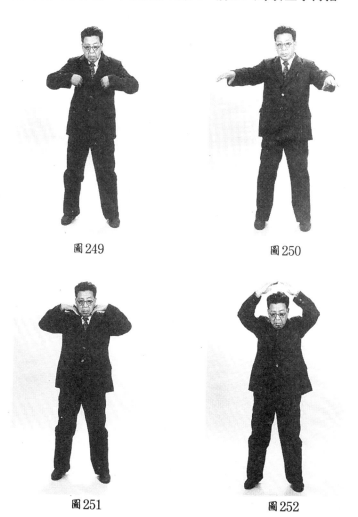

圖249　　　　　　　　　圖250

圖251　　　　　　　　　圖252

　　⑩兩臂循環（圖250）：雙臂慢慢裡合，肘部微屈向外領，兩手慢慢向肩靠近。意念由小指到無名指，再到中指、食指、大拇指，兩臂向裡合時，再由大指走太陰肺經，經列缺穴，到雲門穴。

　　⑪耳後升頂（圖251、252）：兩手由肩部向後繞頸至腦後向上導引，手指相對過百會穴，此時手心向下中指相接。意念從雲門穴至腦後玉枕穴，與督脈相接至百會穴。

　　⑫氣歸丹田（圖253）：兩手從頭頂經面額、人中，承漿、天突，再經胸前緩緩下降至丹田。同時身體慢慢起立。意念從百會穴與任脈相接，隨手勢導引至丹田。兩手慢慢從丹田處分開至身體兩側，然後出右腳，以慢步行功向前走兩步半，成站式身法姿勢（再做一遍，如此重複做三、六、九次均可）。

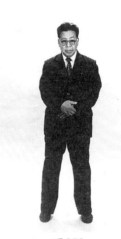

圖253

　　4.收式：守丹田、三噓吸、站式身法。或接做站樁。

　　㈢功效：強身防病，延年益壽。

二、乾坤吐納功

㈠功理

　　本功法是以調息為主，配合勢子導引和意念導引的一種呼吸鍛鍊方法。其作用是增強人體「吐故納新」的呼吸功能，以增強肺氣，促進血液循環。

　　現代科學認為，人和動物的細胞組織都可發射微弱電滋波，構成人體生命的特殊信息。

　　實踐證明，人的雙手可以接收幾種波長的電磁波，如超

短波、微波等。本功法的勢子導引即是用兩手接收外界信息來增強人體組織的功能。

　　必須強調的是，練習本功法時，宜選擇空氣新鮮的環境，而且應在日出前後練，下午和晚上不宜練此功。

　　本功為補功，每天練一次，每次三遍或六遍，癌症病人隔日練一次。

　　㈡功法

　　1.起式：站式身法、三噓吸、三開合。

　　2.正功：

　　①做完三開合後，兩掌背相對緩慢向兩側分開（如開式動作）（圖254），接著翻掌，使掌心向上，兩臂從身體兩側緩慢向上提，升舉過頂，意念手大而長，伸向宇宙，吸入天氣，氣向百會內收（圖255），而兩臂在頭頂上方靠攏如抱大氣球狀，同時吸氣，兩掌指相接，手掌朝下，沿面頰向下導引至中丹田（圖256）。

　　做三噓吸、三開合（圖257）。

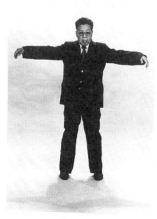

圖254

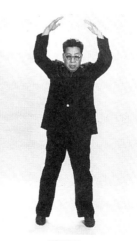

圖255

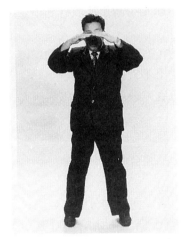

圖256

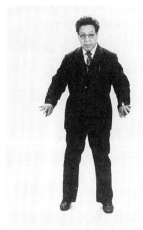

圖257

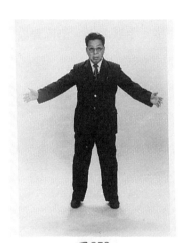

圖258

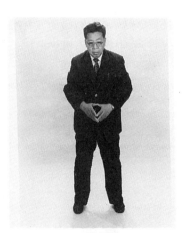

圖259

　　②接上式，做完三開合後，兩臂向身體兩側分開掌背相對，接著翻掌，使掌心相對向前合攏如抱大汽球狀（圖258），意念收進大自然東方之氣並吸入丹田，同時吸氣，雙手慢慢合攏至中丹田（圖259），做三噓吸、三開合。

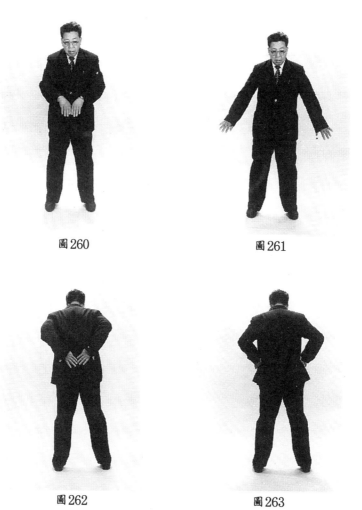

圖260　　　　　　　　　　圖261

圖262　　　　　　　　　　圖263

　③接上式，做完三開合後，兩臂分開，兩手向背後做抱大氣球狀（圖260、261），同時吸氣，意念把大自然之氣吸入命門（圖262），隨之雙掌按在命門處，之後沿帶脈回至中丹田，做三噓吸、三開合（圖263）。

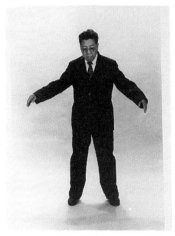

圖264

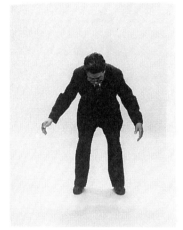

圖265

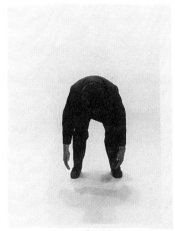

圖266

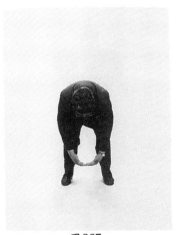

圖267

　　④接上式，做完三開合後，兩臂分開（圖264），同時彎腰屈膝，兩手慢慢伸向地面（圖265、266），意念向地下吸取地氣精華，同時吸氣，雙掌向前合攏，腰緩緩直起，兩手隨之緩緩提至會陰穴處（圖267），再至中丹田，做三噓

吸、三開合（圖268）。至此，乾坤吐納功第一遍結束。

　　⑤接上式，做完三開合後，蹺步緩行三步，再接做第二遍。依次循環接做第三遍。

　　3.收式：做三開合、三噓吸、鬆靜站立。

三、站樁功

㈠功理

　　站樁功適於健康者學練。站樁功由於站式的主要作用是利於堅實肌肉、強健筋骨，特別是可以加強骨骼的支撐力量。站式還有利於上身鬆弛，「上虛下實」，可使氣血運行通暢。陰陽平衡，截斷病源，身體健康。

㈡功法

【功法組成】

　　①起式：站式身法、三噓吸、三開合。

　　②正功：站式身法

　　第一種手勢：兩手成環抱式於中丹田前，手距中丹田前約10公分

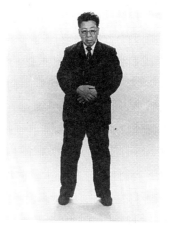

圖268

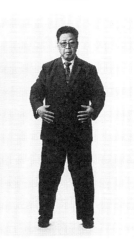

圖269

。兩手間距約10公分（圖269）。第二種手勢：兩手距膻中穴前10公分，手間距10〜20公分（圖270）。第三種手勢：兩手上舉，勞宮穴斜對百會，手間距10公分，距百會穴15〜20公分（圖271）。上述三種手勢的用法應依需要而用。第

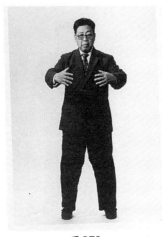

圖270　　　　　　　　　　圖271

一種手勢宜用於補元固精；第二種手勢宜用於調氣補氣；第
三種手勢宜用於調整陰陽。

　　做功時間：依體質狀況可長可短。

　　呼吸方法：自然呼吸。

　　意念活動：似守非守，一念代萬念（默念數字或「青春」
二字作為意念活動內容）。

　　③收式：養氣為主，兩手勢恢復自然狀態，兩手放在環
跳穴處，靜站一會兒，以舒適為度，方可收功。

　　【注意事項】

　　①也可治療筋骨、肌肉等疾病；

　　②切記不可意念過重，或死守某部位；

　　③時間適度，不可太長，以免不適。

四、靜坐功

㈠功理

　　靜功能蓄養五臟之「氣」，五臟之「氣」平和清淨，從

而養「神」、生「神」，神旺才能提高「氣」質。「氣機」的更細微更動態的變化，「元神」才能更好地進行自我調節，提高「五行」運化的級別。

如≪鬼谷子≫中所述：「陽動而行陰，此而藏陽，動而出陰，隱而入陽，還終於陰，陰極反陽。」

≪莊子≫說：「至逆至深，窈窈冥冥，至道之極，昏昏默默，無視無聽，抱神以靜，形將自正，必靜必清，無勞汝形，無搖汝精，乃可以長生。目無所見，耳無可聞，心無所知，汝神將守形，形乃長生。」

上述理論就是對靜功的最形象最深刻地描述和評價。氣功鍛鍊在達到高層次時，動作、講話都不影響氣功動態。比如在氣功方面區別「元神」或視神的大腦功能，「元神」主管氣功態，「識神」表現動作和講話，這在氣功來說叫做各司其職能。這也是靜功重在人體內部的素質建設和修復。

㈡功法組成

1.起式：坐式、盤坐、自然坐均可，三噓吸、三開合。

2.正功：坐式身法手勢除可採用天地人式（圖272），子午式（圖273），合什式（圖274）外，還可用握固式。握固式手勢：雙手大指點在中指根部，然後四小指全壓在大拇指上（圖275）。該手勢之作用：固精、明目、安神。若能終日握之，邪氣百毒不得入。

手勢不論哪種，皆放於丹田前或兩腿上。

作功時間：子時為好，或任何時。

呼吸方法：自然呼吸，如通小周天時可用腹式逆式呼吸去，以助通天。

3.收式：兩手輕輕相搓，舒適即可收功。

㈢本功也可與「坐轉乾坤功」套做，先做「坐轉乾坤功」然後接做靜功。

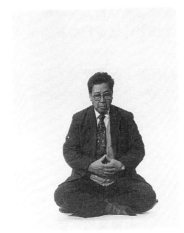

圖 272

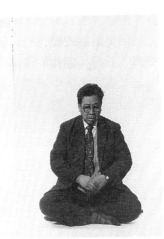

圖 273

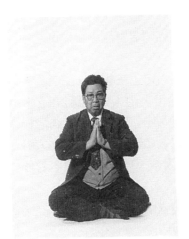

圖 274

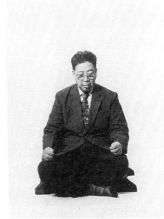

圖 275

第三章

自控氣功的配功原則與功法配方

第一節　配功原則與依據

　　自控氣功對各種疾病的治療原則是「整體論治」和對症治療相結合。病變法改，體變法變。配功依據：

　　1.臨床中根據各種疾病不同病因、病機和病情。

　　2.病人的體質狀況及變化情況。

　　3.功法性質。補法、泄法，平。

　　4.練功時間。一次功時，季節；子午流注。

　　5.心理狀態。在配功中要了解患者對自身疾病的態度，對氣功治療的相信程度，對家庭有關事宜的牽連等。

　　中醫學認為人的任何局部病變都可影響全身，全身的機能改變又可引起局部的病變，因此治療上單純針對局部是不夠的，必須重視整體，從調整整體達到治療局部病變的目的。因此本功法的配方原則是從整體出發，要求「核心功天天練，臟腑功根據病位重點練，對症功則適時選擇練」。

　　功法配方是本著上述原則又是結合臨床實踐而擬定的，應用時要因人、因時、因地制宜，不可生搬硬套，還需特別注意的是必須做到「病變功改」，靈活使用。

　　關於每天的練功時間，應根據病人的體質及病情而定，實踐證明，足夠的功時是取得效果的關鍵因素。一般來說癌症病人的足夠功時為4～6小時／日，其他慢性病須2～4小

時。

　　保健強身功須不少於 2～3 小時。

　　註：

　　早功的時間為5～7點

　　上午功的時間為9～11點

　　晚功一般在晚8～9點為宜。

第二節　功法配方

　　各種疾病的功法配方詳見配功系列表22，功法配方表23。

表22

生理系統	疾病名稱	功法配伍
呼吸系統	氣管炎、肺氣腫、支氣管炎、哮喘、肺不張、矽肺等	核心功，強肺法，吐臟腑音，噓吸開合法，消炎止痛法
消化系統	胃、腸、十二指腸潰瘍、肝、膽疾病	強胃法，消炎止痛法，通便法，強肝脾法，吐臟腑音，核心功
循環系統	冠心病、高血壓、心律失常、心絞痛、心悸病	強心法，降壓法，臟腑按摩，吐臟腑音，核心功
血液、代謝結締組織	貧血、再障、血小板減少或增高症、糖尿病、紅斑狼瘡等	核心功，強肝脾法，消炎止痛，保健防癌法，二田開合行進法，小棍（1：3±）按摩區、點
運動系統	類風濕、關節炎、頸椎病、腰腿痛	核心功，棍功（手、腳）消炎止痛，快速消瘤法，天地開合法，保健防癌法

續表

生理系統	疾病名稱	功法配伍
神經系統	腦血管疾病、帕金森氏症、神經衰弱、神經性頭痛、三叉神經痛	核心功，強心法，小棍功，吐音法（哆、徵音），強肺法
泌尿、婦科	腎炎、尿道炎、前列腺炎、更年期綜合症等	核心功，利尿法（一、二式），消炎止痛法，強肝脾法，強肺法，吐音（月經、白帶多吐唏）
各種腫瘤癌　症	腦瘤、肺、肝、胃、腸、胰、喉、淋巴等、癌瘤	核心功，抗癌功法，噓吸開合健胃法，臟腑功法，吐音

表23

疾病名稱	早功	上午功	晚功
高血壓病	強心法 強肝脾法 利尿一式 強腎功 降壓法二式	降壓法 運化功 強腎功 調神功	降壓法 坐轉乾坤功 調神功
糖尿病	強肺法 利尿法二式 強腎功 對症功	強肝脾法 強腎功 運化功 轉小棍向外300圈再向內轉500圈後，做肝、脾、鳩尾穴、氣海穴、腎兪、腮腺區按摩	強腎功 坐轉乾功

疾病名稱	早功	上午功	晚功
		每個部位按摩中間加轉小棍	
氣管炎、肺氣腫、哮喘、肺結核、慢性鼻炎、矽肺、支氣管擴張	強肺法 消炎止痛法 快五式（100步／1分鐘） 強腎法吐「商」音 肺臟按摩	強肝脾法 快四式 運化功 調神功	腎區及肺臟按摩 太淵穴按摩正反各36圈
肺癌 鼻咽癌	同上，加快三式	強腎功 消炎止痛法 快三式 噓吸開合強胃法	快一式 坐轉乾坤功 調神功
冠心病、風濕性心臟病、心動過速、心律失常	強肺法 強心法（心臟按摩） 強肝脾法 強腎功	強心法（心臟按摩） 運化功 強腎功 調神功	心臟按摩 坐轉乾坤功 下肢浮腫者做腳棍功
子宮癌、乳腺癌、卵巢癌、子宮肌瘤等	強腎功 消炎止痛法 強肝脾法 快五式	快三式 疏泄法 快五式 調神功	快一式 腳棍功 坐轉乾坤功

續表

疾病名稱	早功	上午功	晚功
急慢性腎炎、腎盂腎炎、尿毒症、腎囊腫、腎萎縮	強肺法 強腎功 消炎止痛法 利尿法	利尿法 運化功 消炎止痛法 強腎功	快一式 坐轉乾坤功 腎區按摩 關元穴按摩
多囊腎、腎結核	吐「羽」音	腎區按摩	
腎結石、膀胱結石、尿路結石	同上加快三式	利尿法 強腎功 快三式 調神功	快四式 利尿法 坐轉乾坤功
神經衰弱	強腎功 強肺法 強心法	運化功 疏泄功 調神功	坐轉乾坤功
風濕及類風濕性關節炎、頸椎、腰椎骨質增生	強肺法 強腎功 消炎止痛症 快五式	強腎功 消炎止痛法 天地開合法 疏泄法	疏泄法 天地開合法 坐轉乾坤功
痛經、月經不調、閉經不孕症、附件炎、功能性子宮出血	強腎功 消炎止痛法 強肝脾法 痛經閉經吐「哈」音 子宮功能性出血吐「唏」音	強腎功 運化功 調神功 關元穴按摩	運化功 關元穴按摩 坐轉乾坤功

疾病名稱	早功	上午功	晚功
中風後遺症（隨時可轉小棍向內300圈再向外轉300圈）	強肺法 快五式 消炎止痛法 強腎功 吐「哆」音	強肝脾法 強腎功 運化功 調神功	疏泄功 調神功 坐轉乾坤功
按摩環跳、足三里，反覆三遍）			
腦外傷後遺症	強肺法 消炎止痛法 快五式 強腎功 吐「哆」音	強腎功 運化功 疏泄法 強心法 調神功	快一式 疏泄法 坐轉乾坤功
腦瘤	同上	強腎功 快三式 調神功	疏泄法 坐轉乾坤功
肝癌	強肝脾法 快一、二、四式 隔日交替 強腎功 消炎止痛法	消炎止痛法 噓吸開合強胃法 疏泄法 強腎功	疏泄法 坐轉乾坤功 吐「哈」音 調神功
各種貧血、原發性或繼發性白血球減少、血小板減少症	強肺法 強心法 強肝脾法 強腎功	強腎功 強肝脾法 運化功 調神功	腳棍法 脾臟按摩 肝臟按摩 坐轉乾坤功

續表

疾病名稱	早功	上午功	晚功
白血病（血象高者吐「哈」音）	強肺法 消炎止痛法 強肝脾法 強腎功	強心法 運化功 調神功 強腎功	運化功 疏泄功 坐轉乾坤功
胃、十二指腸潰瘍、慢性胃炎、食道炎、結腸炎	強肺法 消炎止痛法 強胃法 強腎功	強肝脾法 運化功 健胃法 調神功 胃區按摩	運化功 坐轉乾坤功
慢性肝炎、膽囊炎、多囊肝膽結石	強肺法 消炎止痛法 強腎功 吐「郭」音 膽結石 加做快三式	強肝脾法 運化功 疏泄法 肝區按摩 肝功有異常者加 排肝氣	快一式 疏泄法後肝區按摩 坐轉乾坤功

第四章　實踐與探索

第一節　自控氣功的治療效果

一、短期學習班的療效統計

　　十年來本功法在全國各市、縣共開辦自控氣功學習班約180期，其中90％以上的學員是患有各種中西藥久治不癒的患者，學習班一般為20天，每次學習班都（一般在第10天）召開座談會交流練功體會和收穫。學習結束時每人都寫出練功小結，從中統計練功的近期效果。

　　經初步統計：自控氣功一般療效平均為90％（指體力增強，食慾睡眠好轉，病痛有所減輕），顯著療效占30％（除上述效果外，具有某一主要病痛解除，或明顯減輕，並有一定的客觀檢查指標）。

二、自控氣功輔導站的療效統計

　　北京「自控氣功輔導站」下設20個輔導站。據1987年12個輔導站和一個試驗組的統計，全年共收學員1310人，其中各種癌症患者558人，占42.6％，各種慢性病患者752人，占57.4％，練功總有效率為93％，其中顯效率30.6％。

三、自控氣功醫院的療效統計

　　本功法為了滿足全國各地病人的需要，於1984年和1986

年分別在北京九王墳和密雲建立了兩個中國自控氣功療法臨床實踐基地。1988年又在香山紅旗村，大興高米店建立了兩個臨床基地。目前已有床位600張。以密雲自控氣功防治腫瘤聯合醫院為例，兩年來共收治病人1109人，其中癌症患者753人，占67.9％，各種慢性病患者356人，占32.1％，練功總有效率為90％，其中顯效率為33.2％。按疾病分類統計療效：

各種癌症總有效率89％，顯效31.2％，其中淋巴癌、血癌、乳腺癌療效最高。

各種慢性病總有效率92％，顯效率33.7％，其中心血管病（冠心病、高血壓）和糖尿病療效最高。

某些疑難病總有效率爲89％，顯效率50％，其中多囊腎、多囊肝、小腦萎縮、矽肺、石棉肺療效最高。

四、功效病例選錄

㈠腫瘤病例選

1.腫瘤消失驗例：

①曹憲忠　男　65歲，唐山鋼鐵公司會計。1986年6月經中國醫學科學院腫瘤醫院確診為惡性淋巴瘤（病歷號0432400），曾在該院化療，但多次復發，已失去治療信心。於1987年5月13日來北京密雲氣功自控療法康復院學練本功法。入院時頸部、腋下、腹股溝淋巴結腫大硬痛（約為1×2～3×4公分大小）X光片見縱膈部淋巴結腫大，練功20天腫塊變軟有縮小，練功一個月腫塊縮小了80％，練功兩個月後體表腫大的淋巴結完全消失，出院後堅持練功9個月，於1988年5月下旬到腫瘤醫院複查，縱膈之腫大淋巴結已全部消失。

②張連舫　女　54歲，河北松樹台煤礦幹部。患者於1986年9月在北京協和醫院做B超檢查，發現肝內有3.4×4.2

×4.3公分占位性病變，行肝穿刺術活檢（病歷號：435350）
，診斷為肝細胞癌。她於1986年12月23日到北京抗衰老防治
腫瘤研究所進行以自控氣功為主的治療。七個月後，於1987
年7月經北京友誼醫院CT掃描，病變範圍縮小至1.0×1.7
cm。繼續練功至1988年10月，CT複查，肝內未見明顯占位
性病變。現病人一切正常，已存活兩年半。

　　③郭建軍　男　36歲，青海師範學院美術教師。1985年
4月因腹痛經北京腫瘤醫院剖腹探查，確診為腹腔惡性淋巴
瘤晚期。因癌瘤廣泛轉移，未能切除。1985年6月他到天壇
公園學練本功法，後又到九王墳住院練功。兩個月後經北京
結核病院和中日友好醫院三次B超檢查腹部腫塊全部消失，
病人已存活四年半，正常工作，無異常感覺。

　　④林××　女　39歲，北京電視儀表廠職工。1982年7
月診斷為何杰金氏病晚期，大劑量化療至1983年1月，效果
不佳，CT掃描發現肝損壞，全身淋巴結腫大，身體極度虛
弱，不能再用化療。她於1984年3月7日到本功法地壇輔導
站學功，苦練半年，於同年9月10日到北京腫瘤醫院檢查，
病灶消失，各項檢查無異常，恢復正常工作已六年。

　　⑤爾國清　男　46歲，已婚，四川涼山普格縣畜牧局幹
部。1987年3月因右上腹痛、納差乏力，在縣醫院做B超檢
查：在右肝葉內探及6.1×5.4cm的強回聲區，內似多個強
光團，邊界有暗帶包繞，腹腔有少量液性暗區。提示：肝癌
，少量腹水（病歷號6748），他於1988年3月14日在四川省
人民醫院做CT檢查（CT號7643），肝右葉後份可見一低密
度陰影，邊界可見，CT值36HU，增強掃描，中心略有強化
，CT值為50HU，約有1.8×2.7×2cm³大小。意見：肝右葉
後份占位病變。於1987年6月6日在華西醫大附院做AFP酶
標免疫電泳結果＞10000ng／ml。

　　確診後病人除接受一般保肝治療外，沒有採用放療、化療及手術治療。於1987年5月開始學練「自控氣功」，一年來肝內腫塊逐漸縮小，自感良好。1988年1月13日在涼山州醫院同位素檢查：肝內無占位性病變。1988年3月10日在華西醫大附院查酶標免疫電泳：400ng／ml。

2.腫瘤縮小、穩定，延長生存期，提高生存質量例

　　①徐×× 男 54歲，肺小細胞癌，病人1981年被診斷為肺小細胞癌時已不能手術，進行兩次化療效果不明顯，身體已極度虛弱，1982年開始學練本功，堅持不懈兩年多，1984年初檢查病灶完全消失，各項指標正常，身體健壯。現擔任本功法輔導員，已存活七年。

　　②韓×× 男 57歲，國家安全部臨時工。1982年經友誼醫院確診為食道癌，設做手術，只做過一次放療，有時服中藥，效果均不佳，咽部不適，吞咽困難，咳嗽痰多，體弱無力。1983年3月到頤和園輔導站學練本功法，三個月後吞咽較前順利，咳嗽減輕，痰漸少，體力增強。1983年10月開始半日工作，繼續練功。1984年複查血象正常，食道病灶縮小，只要細嚼慢咽，軟硬食物皆可，面色紅潤，精力充沛，已上全班至今，帶瘤生存六年。

　　③漆×× 男 72歲，系湖北一老紅軍。1978年經北京301醫院確診為肺癌，癌腫約雞蛋大，本人願手術，放、化療後病情仍有進展。1979年初，患者在北京地壇輔導站跟張明武老師學練自控氣功，半年後病情穩定，身體狀況改善，後回湖北老家堅持練功不懈，沒服任何藥物，1987年到301醫院複查，癌腫病灶未見擴大，自我感覺良好，滿面紅光，情緒樂觀，已存活十年。

3.防止癌瘤復發轉移例

　　①李×× 男 40歲，1984年4月經首都醫院確診為「

膀胱乳頭狀移行上皮癌侵入固有膜」，「電灼」治療後，堅持練自控氣功，自我感覺良好。於1984年12月16日，1985年8月10日，1988年10月30日三次在首都醫院做膀胱鏡檢查，均未發現異常，身體健壯，除正常上班工作外，還義務敎功31人，療效達89％。

②林××　男　59歲，林業科學院研究員。1981年2月因胃竇癌在北京腫瘤醫院手術治療後，身體極度虛弱。自同年6月到頤和圓輔導站學練本功法，後經三次化療，血象保持正常，身體狀況良好，能堅持正常工作。後未再化療，血象保持正常，身體狀況良好，能堅持正常工作。後未再化療，也未服藥物，堅持練功七年之久，每年去醫院複查均未發現異常。已存活八年。

③趙××　男　60歲，大連造船廠離休幹部。1984年患肺癌手術後癌轉移，體質虛弱。學練本功法後體質日益健壯，堅持練功五年無異常感覺，現任本功法輔導員。

4.血癌的遠期療效觀察例

高××　男　43歲，黑龍江省佳木斯建設設計院工程師。1986年7月26日經佳木斯醫院附屬醫院確診為慢性粒細胞性白血病，曾到全國各地求醫，花費萬元，療效甚微。1986年10月26日他懷著一線希望來到北京密雲自控療法康復院求治，學練本功法一個月後身體逐漸恢復，停服化療藥物，兩個月後血象好轉，白血球從205000降至5000，入院前幼稚細胞為30％。練功後為0。三年來堅持練功，血象穩定，面色組潤，返回原籍後，開辦了五期約有400人參加的自控氣功學習班，每天到公園敎功輔導，精力充沛，堅持正常工作並兼任氣功協會理事和本功法「助理氣功師」。

5.調整血象，減輕放、化療中的副作用例

本功法的強腎和增強脾胃功能作用可做為癌症病人在放

、化療期間的支持療法。這一點已在中國醫學科學院腫瘤醫院與中國氣功研究會—自控氣功，共同舉辦的科研實驗中得到證明。

①劉×× 　男　該院住院病人

1986 年4月，患者因患肺小細胞癌在該院手術，6月份化療，在六個月的化療期內，堅持學練自控氣功，血象一直在正常範圍，自我感覺良好。1987年9月來院複查，病人紅光滿面，各項檢查正常。

②宋×× 　女　40歲，吉林省延吉市幼兒教師。患者因乳腺癌於1987年10月在該院手術。1988年10月來院放療，噁心厭食明顯，體質虛弱。1989年9月發現鎖骨下淋巴結轉移，再次放療，同時學練自控氣功。此功放療期間未出現明顯反應，血象正常，面色紅潤，體質增強。

6.消除或減輕癌腫疼痛例

①李×× 　女　55歲，河北邯鄲市河北梆子劇團家屬。患者於1985年患上頜骨癌，經放射治療仍病灶疼痛難忍，夜不能眠，日不思食，終日愁容滿面，去痛片服4片也無效。1985年10月參加在河南省鶴壁全國自控氣功學習班，練功一周疼痛大減，半月後疼痛消除，寢食安然，病人談笑風地說：「自控氣功的小棍是我救命棍」（指做疏泄功用的木棒）。

②馮軍　女　1988年10月8日經河南醫學院附屬醫院診斷為左乳腺良性瘤，需手術切除。因病重沒做手術，經練氣功一個月後，腫瘤全部消失。

㈡慢性病及疑難病典型驗例
1.再生障礙性貧血例

馬蘭彩　女　24歲，1984年高考前夕患病，經解放軍301醫院等確診為「再障貧血」，曾住院應用激素等治療，

無明顯好轉。於1985年學練本功法，練功前血化驗：血色素
6.7克／100ml，白血球2700／mm³，血小板2.7萬／mm³，
全身乏力，面色蒼白，練功半年後面色轉紅潤，全身有力，
血化驗恢復正常範圍。五年來，病情穩定無反覆。現任北京
香山腫瘤醫院本功法氣功師。

2.糖尿病例

王××　男　60歲，在寧夏回族自治區地質勘探隊工作
。於1987年7月在銀川市醫院確診為糖尿病，化驗血糖435，
尿糖（＋＋）。同年7月28日來北京密雲本功法醫院學練氣
功。練功26天，化驗血糖100，尿糖（－），此後堅持練功
，病情穩定。

3.良性骨瘤例

張××　女　42歲，北京南郊電工器材廠職工。1986年
9月經北京腫瘤醫院確診為良性骨瘤，於同年10月25日到北
京密雲本功法醫院學練氣功。入院時駝背彎腰（因腰骶有多
個腫瘤），疼痛難忍，下肢浮腫，不能獨立行走，練功兩個
月後，腰痛減輕，浮腫消失，半年後疼痛消除，經拍片檢查
瘤體消失。

4.腎結石例

許雲　女　41歲，四川涼山州衛校講師。患者腰痛8年
，於1987年9月，經涼山州第二醫院B超檢查為「雙腎多發
性結石」，最大的直徑為0.8cm。1987年11月到解放軍45醫
院學練自控氣功，至12月3日晚練功（利尿法一式和強腎法）
40分鐘，次日晨腎絞痛發作嘔吐，下午發燒，大汗淋漓，於
5日晚隨尿而排出約0.8毫米齒形灰白色結石一塊，腰痛緩解
，體溫正常。

5.黑硬皮病例

彭××　男　70歲，河北懷安縣林業局職工。患者於30

年前患鼻炎後，面部皮膚搔癢流水，結痂，時好時壞，皮膚
顏色逐漸變黑變厚，並蔓延到胸背和上肢，百治無效。學練
本功法初期，皮膚疼痛，裂口，面部發熱，疼痛逐漸消失，
開始脫皮，硬皮變軟，黑皮逐漸脫掉，面部皮膚生了新鮮嫩
膚。

6.高血壓病例

陳×× 男 50歲，吉林省人事幹部局。患高血壓病十
年，服中西藥物無顯效。1986年7月患腦血栓，在當地醫院
住院治療，病情穩定後出院，血壓仍在170／110mmHg左右
，自覺頭暈，心跳，氣短，而來北京密雲本功法醫院進行康
復治療，練功五天後，血壓漸降至正常範圍，上述症狀好轉
。

7.肺結核空洞例

鄧×× 女 49歲，北京建工醫院主治醫師。1987年7
月拍X光片診斷為肺結核空洞，斷層片在7.5cm處可見2.0×
1.5cm之空洞，9月2日化驗血沈為25mm，白血球為3400，
體質虛弱。在服抗結核藥物同時，於9月12日開始學練本功
法，練功後自感體力漸增，逐漸將藥量減少一半，9月29日
複查血沈為12mm，繼續練功一個月拍胸片複查：肺部空洞
為1.0×0.5，比練功前縮小一半，血化驗白血球上升至正常
範圍。繼續練功兩個月，拍後複查，肺結核空洞癒合。

8.萎縮性胃炎例

李×× 45歲，北京機械工程進修大學教師。1970年後
患胃潰瘍，1986年加重，經常疼痛，進食尤甚，體質瘦弱。
經北京第六醫院胃鏡檢查（症歷號4232）為①胃底活動性潰
瘍（病灶3.5cm），②全胃萎縮性胃炎，建議手術治療，病
人有顧慮，於1986年11月開始學練自控氣功，胃疼逐漸減輕
，食量增加，練功十個月後胃痛消除，消化正常。1987年5

月胃鏡複查：胃潰瘍癒合，非典型增生消失。

9.系統性紅斑狼瘡例

任××　女　45歲，南京工程學院職工，患者三年來經常發燒，皮膚暗紅，毛髮脫落，血化驗：血色素6.5克／100 ml，血沈120～140／小時，血中檢查出紅斑狼瘡細胞，尿化驗：蛋白＋＋，經解放軍八一醫院確診為「系統性紅斑狼瘡」，經中西藥治療未見顯效（經常服激素6片／日）。自1982年5月開始學練本功法，逐漸好轉，體溫正常，皮膚紅斑消退，血沈下降至29mm，尿蛋白（－），血色素上升至10克，激素減量至每日1片。她堅持不懈，病情穩定，已恢復正常工作。

10.腎萎縮例

劉××　男　53歲，安徽濉溪縣二中職工。1979年患腎結石（已排石），1986年體檢發現左腎萎縮，腎圖檢查報告：左腎萎縮，功能嚴重損傷，右腎功能略損傷，CT檢查同上，並發現右腎下垂伴結石。

經學練自控氣功四個月，複查上述各項結果：左腎功能有所恢復，右腎位置提高，未見結石。

11.扭轉痙攣症驗例

何興東　男　19歲，待業青年，住攀枝花市攀礦汽修廠。患者在生後17天突發高燒，在解放軍南京總醫院兒科住院，經腰穿確診為腦炎，經治療好轉，但隨著年齡長大，行走時頸部、軀幹和四肢呈扭轉運動。

歷經18年在全國50多處大醫院求治無效，於1988年3月30日到四川省涼州州自控氣功研究所求治。

查體無明顯異常，面貌與年齡相符，發育中等，營養稍差，神志清晰，智力可，語言遲緩，吐詞不清，頭部偏斜，頸肌不自主收縮，心肺㈠，肝脾不腫大，脊柱：胸椎向右側

凸，腰椎向左側凸，雙手肌力可，手指足趾呈鷹爪狀，行走時，頸部、軀幹、四肢呈扭轉運動，神經系統檢查，無病理反射。

診斷：1.腦炎後遺症；2.扭轉痙攣；3.痙攣性斜頸。

入院後沒有服用藥物，學練「自控氣功」。51天後，5月19日凌晨5點起床練功時，雙下肢行走靈活，如同正常人一樣，患者無比激動，大跑大叫，語言吐詞清楚，病情得到奇異地收效。

12.原發性血小板增多症例

周×× 女 60歲，北京王府井服裝店職工。1980年患「原發性血小板增高症」，血小板經常為190萬／mm^3，曾在北醫附院住院治療7個月，血小板降至37萬，出院後到北京地壇公園本功法輔導站學練功法兩個月，血小板降至13萬。1983年春節因勞累及中斷練功病情反覆，血小板上升至46萬。經堅持練功三周後又降至24.7萬。1983年5月，第二次反覆，血小板升至43萬再次入院。醫院要測定藥物療效囑停練氣功，一週後血小板升至62萬，停服藥物恢復練功兩小時，血小板降至52.5萬，再練2小時又降至38.3萬，根據病情變化調整了功法配方，繼練功8天後，血小板降至23萬（正常範圍）從此她堅持練功不懈，未再服藥，血小板始終在15萬左右，身體狀況良好。

第二節　自控氣功學習班總結選

一、河南省工人溫泉療養院
第二期氣功自控療法治療班總結
1987年3月20日

　　我院第二期自控氣功治療班自3月1日開學以來。在院黨委關懷重視下，在張明武、王守信老師和趙熾主治大夫的辛勤指導和嚴格的敎練下，達到了預期的目的。

　　這期學員來自陝西、河南30個地市縣。共107名。學員中最小的年齡是18歲，最長者為69歲。男76名，女31名。

　　按病種分類：糖尿病者49名，神經衰弱者10名，偏癱10名，高血壓9名，腫瘤5名，皮膚病5名，慢性腎炎2名，坐骨神經痛、腦血管硬化症、腦外傷後遺症、帕金森氏綜合症、胃下垂、腎下垂、低血壓、乳腺增生、便秘等共計17名。

　　通過這次治療班，每位學員都得到了不同程度的效果。總的說來是療效顯著，碩果累累。有關統計詳見表24。

表24

數目效療效 分類	顯 效	有 效	好 轉	無 效	康 復 效	有 效 率
糖尿病	4（26%）	5（33%）	3（20%）	3（20%）	80%	80%
高血壓	9（100）				100%	100%
皮膚病	2（50%）	2（50%）			100%	100%
慢性病	3（25%）	6（50%）	3（25%）		100%	100%
偏　癱	4（44.5%）	5（55.5%）			100%	100%
腫　瘤	2（40%）	3（60%）			100%	100%
總　　計	24人	21人	6人	3人	54人	總有效率 96.7%

病例介紹：

　　趙×× 男　39歲，鞏縣工人，診斷：糖尿病。入院時血糖139mg，尿糖（＋），練功後血糖117mg，尿糖（－），精神好轉，有勁，口不乾，停藥。不控制飲食。

張××　女　53歲，鄭州鋁廠工程師。診斷：毛囊蟲慢性皮炎，神經衰弱，面部出疙瘩搔癢，已30多年，入院療養，省內外各醫院檢查治療，均未見效。練氣功後臉部皮損大有好轉，10天基本消失，18天後皮損完全消失，恢復正常。其所做功法為坐轉乾坤功、強腎法、快速強肺法、調神功等。痊癒愉快出院。

李××　男　52歲，西峽縣黃山林場人。診斷：偏癱，血壓高達230／140mmHg，左側肢體偏癱，練功走路腿不好使用，手轉小棍抓不緊，練功跟不上隊伍。失眠。練功10天後，左側上下肢大有好轉，左手不再內翻，拿小棍練功自如，能跟上隊伍練功；做降壓功後，血壓降為160／110mmHg，較穩定，精神愉快，睡眠好。

高宗武　男　61歲，周口地區運輸公司幹部，兩眼老花，已十多年，練功後看報紙不用戴老花鏡了，真高興。他體會是練功必須一絲不苟，老老實實的按老師的要求練，要持之以恆，才能效果顯著。

蔡××　男　35歲，伊集鄉農民。診斷：腦血栓形成後遺症，偏癱。入院時右上肢不能動，右腿划圈點地拖腳。不會說話。練功10天後，上述情況大有好轉，結業時手能抬過頭，走路腳不拖地。能數100以上的數，並能說些簡單的話。練功能隨上音樂拍節。回鄉後都說他練功效果神速出奇蹟。

蔡××　女　58歲，平頂山市午鋼區尹集鄉農民，1986年患口腔腺癌，脖子腫痛，腮腫大，張不開口，吃不成飯。疼痛劇烈、心悸、四肢無力、不能睡眠。練功10天後腫痛大減，自感輕鬆愉快，能吃飯，能睡眠，腮腫消失。

李××　女　53歲，洛陽市商業局幹部。診斷：習慣性便秘。患病三十多年，幾乎每天服瀉藥，才能大便，練功後

兩天見效，停藥順利通便，大便每天準時，特別正常。她高興地說，自控療法可去了我的大病，真是療效如神。

通過學練自控氣功，學員對本功法有了進一步的認識。正如大家所說「自控療法就是好，三個導引運用巧，持之以恆練好它，袪病健康它是寶」。

二、腫瘤住院病人在放射及化學治療中應用氣功自控療法的初步小結

腫瘤患者在做放射及化學治療中，由於疾病本身的影響和射線及化學藥物對正常人體組織的損傷作用，患者的免疫功能下降，身體素質較差，因而治療反應較重。同時，癌症病人的精神負擔較重，思想壓力較大，對治療有恐懼感，信心不足，在一定程度上又加重了治療反應。使得部分患者不能堅持治療，延長了治療周期，甚至貽誤了治療時機，造成終生遺憾。如何調動患者的積極因素，主動配合使治療順利進行，進而提高臨床治療效果，這是困擾臨床醫護人員多年未能解決的難題，由於缺乏行之有效的手段，雖然做了大量工作，往往有力不從心之感。

為了解決腫瘤這一臨床上的難題，我們看到了中國醫學寶庫中的瑰寶氣功學，在科學界和氣功界的努力下，近十幾年發展所取得的成績，特別是氣功自控療法在腫瘤患者的康復上所做的大量工作和取得的成績。

在綜合分析的基礎上，在醫院科研處和臨床學術委員會的支持下，由我院內科孫燕教授、放療科黃一容教授牽頭，設立正式課題，和自控療法功法研究組協商，在張明武老師親自參與和指導下，成立科研協作組，在我院內科及放療科住院病人中學習應用氣功自控療法，追蹤觀察病人免疫指標的變化，以及對治療反應的影響。

　　我們希望通過這一工作解決臨床具體困難，並逐步探索建立住院病人應用氣功自控療法的規律，使得氣功學在腫瘤臨床中成為行之有效的醫學手段，正式列入醫療體系中，成為腫瘤綜合防治的有力武器。

　　由於這一工作剛開始不久，各項指標未能做完，我們只就學員的主觀感覺及其影響，以及我們的體會作一客觀介紹。

㈠化被動為主動，調動了患者的主觀能動性

　　在醫院中，患者為治療的主體是處於被動狀態的，在治療過程中，按照醫生治療計劃進行，而患者只能在增加營養方面做消極配合，當治療反應出現，外周血象下降，噁心嘔吐發熱等症狀後，醫生除了輸血輸液外別無它法，患者的精神更為緊張只得臥床休息。結果往往影響治療。

　　可是在學習應用自控療法三天後，學員的首先感覺是精神壓力減輕了，思想放鬆了，感到「精神得到了解脫」，「練功後精神爽快」，開始主動關心自己的治療，對治療增強了信心。我們發現學員的精神狀態不一樣了，眉目間有神，使人感到了生氣。

　　許多患者家屬也支持我們的工作，說我們親屬練功一小時就一小時，不想自己的病情，思想上就放鬆一小時，因此，他們不僅做自己親屬的工作，而且也參加到我們的練功隊伍中來。由於心理的轉變，練功由半信半疑到相信氣功，如學員陸曦說：「我認為練功對自己是一種信仰和意志的鍛鍊，增強了我與癌症拼搏的信心，因此，我不管陰天下雨，還是腫瘤再痛，我也能堅持走上幾分鐘，堅持早起吸新鮮空氣，以練功。」正是在這樣一種精神狀態下，我們的學員堅持早上5：30至7：00，下午3：00至4：30分練功，許多學員在打化療藥物的同時堅持出來練功，這在化療中是很不容易的

，也確是需要一點拼搏精神的。

因此，通過學習自控療法，就將醫患關係從主動被動的矛盾狀態轉變為共同努力配合，緊密協作的關係了。為臨床治療調動了積極因素。

㈡為臨治療服務

氣功學正如錢學森先生提出的那樣，是一門「潛科學」，目前我們所做的是「唯象氣功學」，有許多東西我們還知之不多，因此，在宣傳上我們明確地提出我們的工作是為解決腫瘤臨床這一難題，是為臨床治療服務的，是配合治療的支持療法。我們認為，氣功能夠通過調整人體的陰陽平衡，舒通經絡以達到改善機體內環境，提高機體免疫力，從而改善人體素質，袪病延年，因此，我們強調學員在放鬆入靜上下功夫，強調配功法處方，對症功法，這樣就使學員在練功過程中不刻意追求，而從不斷取得的療效中增強了信心。

通過練功，學員們都認為對配合治療有好處，許多學員通過前後對比，感到食慾增加了，精力增強，睡眠正常了，血象比較平穩，對治療增強了信心。

如陸×，原來醫生怕堅持不了手術，通過練功提高了血象，食欲改善，增加了體重，順利地進行了手術；患者石金平在練功前化療反應較重，練功後，反應輕多了，同時她興奮地發現同房的幾個病友幾次感冒她都沒有傳染上。

㈢為腫瘤患者的康復而努力

目前腫瘤臨床中，患者的復發與轉移，機制還不十分明瞭，成為提高腫瘤病人的遠期療效的障礙，這一問題不解決，腫瘤患者的恐怖陰影就不可能根除。因此，我們準備建立長期隨訪，為解決這一問題作一探索。烟台患者劉令文，系肺小細胞未分化癌，1986年4月在我院手術後，6月份化療後放療，在化療中學練自控氣功法，化療6個月血象一直未有

大輻度下降，他每天早上堅持練功，自我感覺良好，出院後堅持練功，冬天大風下雪仍堅持不懈。今年9月前來複查，紅光滿面，各項檢查十分滿意，這樣的重病號能有這樣的效果是值得我們認真總結和探索的。

㈣通過近兩個月的初步實踐，我們認為：

1.在腫瘤患者住院治療期間，在有醫療監護保障的情況下，進行氣功學功學習和鍛鍊是可行的，心不僅僅是一種對症支持療法，而且改變了患者在治療中的被動關係，調動了患者的主觀能動性，同時在遠期療效，對防止復發與轉移的腫瘤康復工作也提供了有力的手段。

2.通過實踐，我們認為選擇氣功自控療法作為醫院住院病人學習鍛鍊，為支持臨床治療的功法是合適的。

①氣功自控療法比較成熟，表現在它普及面廣，從功法到功理，有了一套較完善的體系，在疾病對症上，不僅有許多行之有效的對症功法，而且有明確的「實則瀉之虛則補之」的治則和相應功法，這就進一步將中醫基礎理論和氣功實踐結合起來，實踐證實，它較易為醫學界所接受。

②不出偏收效快，在我們練功學員中沒有一個有不適出偏現象，而且每個學員都有程度不同的收穫。

③運動量適中，而且練後精力充沛，這就給氣功療法在住院病人中推廣應用有了基本保證。

④對症功法確實有效，自控療法的對症功法給臨床治療以很大幫助，如為升血象的吐音功法，強肺、強胃法等。

我們這一工作雖然剛剛開始，但在醫院中產生了很大影響和關注。我院宋少章教授偕夫人每天早晨堅持和病人一起練功，不但支持了這一工作，而且自己也有收穫，護理部也認為這一工作對提高護理質量改善醫患關係十分有力，也正在積極參加這一工作。我們已經在氣功科學的臨床應用上邁

出了一步，我們希望和醫學界氣功科研各位前輩一起走下去，為發揚中國醫學這一塊寶，為中西醫結合走出具有我國特色的腫瘤防治和康復事業而做出貢獻。

三、自控氣功治療肝、膽結石專題小結

武警四川省總隊醫院主任醫師張仕國、醫師程建彬

　　肝膽和胃腸道疾病極為常見，尋求一種理想的治療方法。目前在我國醫學界還是一項重要的研究課題。「中國癌症研究基金會自控氣功防治腫瘤研究會四川省樂山市分會」、「樂山市自控氣功防治腫瘤研究會」同我院肝膽科，為研究自控氣功療法治療肝膽和胃腸道疾病的臨床實驗，於 1989 年 8 月 29 日至 9 月 17 日在我院開辦了一期「自控氣功療法治療班」。該班在「分會」、「研究會」和我院領導的重視與關懷下，在「分會」、「研究會」三位氣功老師的辛勤指導和嚴格敎練下，加以全體病員的共同努力，刻苦練功，達到了預期的目的。

　　㈠**臨床一般資料**：參加這次氣功治療的病員，來自眉山、井研、峨嵋、五通、沙灣、樂山等地共 12 名。其中男性 6 名，女性 6 名。年齡最小的 38 歲，最大的 57 歲，均患有多種病症。按所患病症統計，膽囊結石者 5 例、肝內外膽管結石者 3 例、膽總管內結石 1 例、膽囊炎 2 例、慢性胃炎 1 例、糖尿病 1 例、N神經麻痺 1 例、貧血 1 例、小便淋漓不盡 3 例、右上腹痛 10 例、便溏 1 例、口苦 1 例、腹脹 2 例、頭昏 3 例、便秘 4 例。

　　㈡**治療效果**：通過20天的練功治療，上述病員普遍感到自身所患病症好轉、食欲增加、睡眠好、精神佳，都獲得良好療效，有效率達92.1%，現按患者病症統計療效如表 25。

表25

病　　症	例數	顯效	占例數	有效	占例數	無效	占例數	備註
膽結石	5	2	40%	3	60%			
肝內外膽管結石	3			3	100%			
肝總管內結石	1	1	100%					
膽囊炎	2			2	100%			
慢性胃炎	1			1	100%			
糖尿病	1			1	100%			
N神經痳痹	1			1	100%			
貧血	1			1	100%			
小便淋漓不盡	3			3	100%			
口苦	1	1	100%					
腹脹	2	1	50%			1	50%	
頭昏	3	1	33.3%	1	33.3%	1	33.3%	
便溏	1	1	100%					
便秘	4	3	75%	1	25%			
右上腹痛	10	2	20%	7	70%	1	10%	

㈢典型病例分析：

　　例一，眉山縣郵電局職工倪立松，男，47歲，住院號44400。1988年5月因患萎縮性膽囊炎。膽總管、肝內外膽管結石，入院手術治療後，由於肝內膽管仍有殘餘結石，一直帶「T」型管服藥排石，一年多療效不明顯，常感右上腹痛、失眠、消化不良。1989年7月「T」管造影顯示肝內外膽管仍有較多的殘餘結石，8月參加自控氣功練功治療10天後，上述症狀明顯好轉。並有大量泥沙樣膽石從「T」管排

出，同時觀測在練功中其膽汁流量比練功前增加 500 毫升／日，練功前後膽道造影對比顯示，通過練功肝內管結石已完全排淨。

例二：水電七局幹部楊中央，男，53 歲，住院號 41973，上腹痛、小便淋漓不盡、睡眠差、腰痛、右面肌跳動不適、乙肝表面抗原陽性，診斷：慢性膽囊炎、前列腺炎、腰肌勞損、面神經麻痺，參加自控氣功治療後。上述病症明顯好轉，複查乙肝表面抗原轉陰。

例三：樂山藥廠職工曾子期，男，40歲，住院號45890，患結石性膽囊炎，經常劍突下疼痛不適，多次住院治療效果不好，參加自控氣功 30 餘天，再次複查B超，膽石全部排出。

例四：長征製藥廠工人闕顯榮，男，42歲，住院號49322。患膽囊炎，右上腹長期際痛不適，參加自控氣功 15 天後，右上腹隱痛消失，痊癒出院。

例五：犍為縣二輕局幹部何仲明，男，40歲。上腹部疼痛一年多，便溏，先後四次住院，曾服多種西藥和 200餘服中藥治療無效，參加自控氣功 20 天後，上述症狀全部消失，體重增加兩公斤，痊癒出院。

從以上五個病例提示，自控氣功療法是治療各種疑難病症的好功法，尤其是對於肝內膽管結石，這種當前各種藥物及手術療法難以解決的疾病，實為一種安全、簡易、經濟、有效，無任何副作的理想的治療方法，值得進一步研究。

（四）**對自控氣功療法的認識**：氣功療法是中國醫學重要組成部分之一。但過去不被人們所認識，通過這次實踐。使我們進一步認識到了氣功對人體治療作用的重要機制，尤其是自控氣功，它的功法則是借助呼吸、姿勢與意念的配合及調整。通過對人體生理機能的調控。平秘陰陽，就能治病防病

。科學家們認為，失控是疾病發生之源。自控氣功恰恰是強調自我調節、自我發氣、自我回授。通過功法的幾種導引來增強人體自我調整和自我控制的能力。使真氣正常運行。從而截斷病源，達到袪病健身的目的。所以，練此功對中老年和久病不癒等各種患者的療法很高。

這次實踐的臨床經驗告訴我們，練功後膽汁分泌增加明顯的患者，其臨床症狀也改善明顯，因此，膽汁流量可以說是自控氣功效應及治療效應的指標之一，由此可以看出，學練自控氣功能改善人體生理調節機能，增強生命活力，使患病機能得以自我修復，值得我們進一步宣傳推廣，讓「自控醫療氣功」更好地為人民服務，為四化建設作貢獻。

第三節　科研論文選

一、自控氣功療法對癌症患者外周血自然殺傷（NK）率的觀察

參加實驗單位和人員：

中國人民解放軍第八一醫院：胡學濂、許曉斌、李錫林、陳惠英、薄侃、李文峰。

南京市氣功科學防治腫瘤研究會：

程衛冬、周洪雲、楊金海、楊秀華、孫寶齡、錢瀏、孫國。

實驗時間：1985 年 11 月～1986 年 10 月

本實驗共 72 例，經氣功自控療法鍛鍊的癌症患者 38 例，其中癌症患者氣功療法超過 90 天以上組共 27 例，癌症患者氣功療法超過 30 天，但少於 50 天的組共 11 例，另癌症患者放、化療組 15 例，健康對照組 21 例。檢測自然殺傷率

，均值±標準差分別為 13 ± 5.95，10.25 ± 3.47，6.75 ± 5.2，12.63 ± 5.37，統計學處理，癌症患者氣功療法超過 90 天以上組與健康對照組相比，P值>0.1，無統計學意義。但與癌症患者放、化療組相比，P值<0.01。有顯著差異。說明癌症患者經放、化療後降低了患者自然殺傷細胞活性，而持之以恆氣功療法超過90天以上的患者能提高機體的自然殺傷率。

材料和方法

鉻酸納（ $Na_2 51 Cro_4$ ），北京原子能研究所供應

靶細胞（ K_{562} ）南京醫學院微生物組贈送

營養液，RPMI1640營養液含10％小牛血清、2mM-L-谷氨酰胺，25mMHepes 緩衝液，青霉素100單位／毫升，鏈霉素100微克／毫升。

SDS十二烷基硫酸納　英國

效應細胞制備：來自正常人，癌症患者肝素抗凝血，常規下ICOLL分離單個細胞，計數活細胞>95％以上，用營養液調整細胞至5×10^6／毫升。

靶細胞制備：取培養24～48小時的K_{562}細胞用營養液配成4×10^6／毫升，加150uC：51Cr，37℃溶90分鐘，隔15分鐘搖一次，然後用pH7.2無鈣鎂$H_{an}K_s$液洗滌三次，除去游離51Cr計數活細胞用營養液稀釋細胞數達1×10^5／毫升。

效靶細胞比例為50：1

NK活性測定法：用4小時短程釋放法，自然殺傷組效靶細胞各 1.2毫升，自然釋放組以營養液代效應細胞，最大釋放組以 2％SDS液代效應細胞，分別置 37℃接觸 4 小時，然後各管加冷$H_{an}KS$液 0.6 毫升中止反應，離心 1000 轉／分，吸上清 0.5 毫升，用CP-1 型單通 r 譜儀測放射性（CPm每分鐘脈衝數）。

計算：

$$自然釋放率\% = \frac{自然釋放組CPm}{最大釋放組CPm} = \times 100$$

自然殺傷率%

$$= \frac{試驗組釋放CPm - 自然釋放組CPm}{最大釋放組CPm - 自然釋放組CPm} \times 100$$

$$51Cr利用率\% = \frac{標記細胞CPm}{投入總放射性CPm} \times 100$$

$$靶細胞標記率 = \frac{標記細胞CPm}{被標記細胞總數} = CPm／細胞。$$

　　本文中靶細胞標記率為 0.6 CPm／細胞，自然釋放率為 13.08%，51Cr利用率為 7.40%。

結果：

表26　74例自然殺傷率結果比較

	對照組	癌症患者放、化療組	癌症患者氣功療法>30天<50天組	癌症患者氣功療法>90天組
均值x	12·63	6·75	10·25	13
例數n	21	15	11	27
標準差SD	5·37	5·2	3·47	5·95

表27　各組間比較

比較組別	t值	p值	意　義
癌症患者氣功療法＞90天組與對照組	2.66	P＞0.1	兩組無顯著差異，說明癌症患者經過持之以恆的氣功療法鍛鍊，可以提高機體自然殺傷率，與正常人水平一致。
癌症患者氣功療法＞90天組與對照組	2.75	P＞0.1	兩組無顯著差異，說明癌症患者經過兩個月以內的氣功療法鍛鍊也可提高機體的自然殺傷率。
對照組與癌症患者放、化療組	3.28	P＞0.05	兩組相比有顯著差異，說明癌症患者經過放、化療後，降低機體自然殺傷細胞活性。
癌症患者氣功療法＞30天＜50天組與癌症患者放、化療組	2.064	P＞0.05	兩組差異不顯著，說明癌症患者經放、化療後自然殺傷率下降，但經短時間氣功療法不能恢復。
癌症患者氣功療法＞90天組與癌症患者放、化療組	3.4	P＜0.01	兩組相比有顯著差異，說明癌症患者經放、化療後，自然殺傷率降低，持之以恆氣功療法＞90天以上可提高恢復其自然殺傷率。

討　論：

癌症是一種常見病、多發病。多發生於中老年人，惡性腫瘤又嚴重地威脅著人民健康。氣功療法能提高機體自然殺傷率，預防治療腫瘤對保證人民身體健康有著重要的意義。

中醫認為，惡性腫瘤主要是由氣、血、痰、食的鬱結積聚所致。積≪靈樞百病始生篇≫說「自而成積」，自有停滯的意思，是指原屬於體內流動的物質，如氣、血等因受邪而留止集結而形成包塊。

氣功療法能否防癌治癌？中國醫學生理上所講的「氣」，在很大程度上包括現代醫學的神經體液記系統功能和體內組織器官活動的功能。中醫學認為腫瘤病是一類涉及整體的全身性疾病，歸納其發生原因是由於七情內傷，臟腑失調，以致邪氣乘虛而入阻塞經絡，引起病邪和氣血凝結而成。

「氣為血帥」、「氣行則血行」。因為氣功療法可以調心、調息、調身而使內氣旺盛運行，疏通經脈、強壯肺經，在革除壅滯的疝瘕的同時，也培養了真氣，加強了人體自身的免疫功能。本文報導了持之以恆氣功療法＞90天以上組的腫瘤患者外周血自然殺傷率與對照組一致，這也說明了對防癌治癌的氣功療法原理有了初步可喜的科學解釋。

小　結：

本文採用國產 51Cr 釋放法測定人外周血NK細胞活性共 74 例，其中癌症患者氣功療法＞90 天組 27 例，氣功療法＞30天＜50天組 11 例，放、化療組 15 例，對照組 21 例。通過統計學處理，持之以恆氣功組相比，無統計學意義。但與癌症患者放、化療組相比，P值＜0.01有顯著意義。說明癌症患者持之以恆氣功療法可以彌補腫瘤患者由於放、化療後免疫功能低下的不足。因此提出氣功療法可以作為腫瘤患者康復療法的一個方案。

主要參考文獻

1.尤麗芬　南京醫學院學報　文獻綜述專刊1983

2.Herberan R.B. Molecalar Imm 19（10）：1313-1321 1982

3.Immunology Sories Vol 17 lmmuae Regulation edited By Rubes L.N. New York 139-159 1983

4.Hsller o: Hature resistancetotu・morsand Viruses Springer. Verlay New York 1981

　　註：本文於1989年11月獲第一屆國際傳統康復醫學學術會議論文證書。

二、 自控氣功療法治療慢性支氣管炎、肺氣腫 90 例療效觀察

青島醫學院附屬醫院中內科　朱育梅
肺功能室　馬希清

　　我院自 1981 年起應用氣功（自控）療法治療慢性支氣管炎及併發肺氣腫，其中堅持兩年以上者 90 例，經過臨床觀察，並以常規對症治療 20 例為對照，取得了一定的效果。

一般資料

　　觀察組 90 例均為門診病人。男 42 例，女 48 例；年齡最小的 19 歲，最大的 73 歲，平均年齡 40 歲；病程最短者 3 年，最長者 50 年，平均病程 14 年。經 X 線、肺功能等檢查，合併肺氣腫 48 例，合併「肺心」6 例，共 54 例，占 60％。

　　對照組共 20 例。男 9 例，女 11 例；平均年齡 42 歲，平均病程 11 年。併肺氣腫者 10 例，「肺心」者 1 例，共 11 例，占 55％。

治療方法

治療組：功法採用北京氣功研究會推廣的自控氣功療法。以調息補氣功為主，對反覆外感者加練穴位按摩（如人中穴、風府穴、迎香穴），以及浴面、摩耳等。練功開始三個月內，除急性發作外停用一切藥物，每晨集中練功，隨教隨練。以後自練，定期查功，解答問題。按期複查，每三個月一次，包括查體，胸部X練檢查，肺功能檢查，並做記錄。對照組：採用常規藥物治療及同類檢查。

療效觀察

顯效（主要病狀如咳嗽、咯痰、喘息等基本消失，一年到二年以上不犯病，體力及精神狀態均明顯好轉者）觀察組30例，占32.3%；對照組無。有效（主要症狀如咳嗽、咯痰、喘息等明顯好轉，臨床症狀明顯減輕，未能完全控制症狀發作者）觀察組48例，占53.3%對照組；2例，占10%。無效（未達到以上結果者）觀察組12例，占13.3%；對照組18例，占90%。總有效率觀察組為86.7%，對照組僅10%。兩組療效有顯著差異。

㈠治療前後氣短情況的改變：治療前，觀察組90例中在安靜或稍微活動後即感氣短，已喪失勞動能力者51例（占56.7%）；在快走或上樓及進行一般體力勞動時覺氣短者39例（占43.3%）。練功兩年後，安靜或稍微活動後感氣短、喪失勞動能力者僅12例（占13.3%），有勞動能力，僅在快走、上樓及進行一般勞動時始有氣短48例（占66.7%）；有30例（占33.3%），症狀完全消失，工作勞動一如常人。對照組20例中，兩年後病情加重者2例，減輕者2例，16例無明顯變化。與觀察組相比有顯著差異。

㈡治療前後感冒情況對比：以繼發有呼吸道炎症而言，每年發病在5次以上者為易感，5次以下者為偶感，一般不

感冒者為無感。觀察組練功前易感者54例（占60％），偶感者36例（占40％）；練功一年和兩年後易感者分別為 9 例（占 10％）和 7 例（占 8％），偶感者分別為 31 例（占 34.2％）與 38 例（占42％）；全年不感冒者練功前無，練功後一年和二年分別為50例（占55.6％）及 45 例（占50％）。對照組20例，治療前後感冒情況無明顯變化。兩組相對照，有顯著差異。

　　㈢肺功能檢查：觀察組中有 20 例在練功前和練功 3 至6 個月後作了肺功能的檢查，結果：肺功能改善者 13 例（其中肺活量改善者 11 例，殘氣／肺總量百分比改善者 5例）。無明顯變化者 7 例。對照組肺功能檢查 10 例，治療前後無明顯變化者 8 例，惡化者 2 例。兩組對比認為有明顯差異。

　　討　論

　　本組 90 例中合併肺氣腫及肺心病者共 54 例，占 60％。這些病人在發病季節整天匍匐於床，強迫坐位，張口抬肩，呼吸困難，說話費力，生活不能自理。利用自控療法作為該病的康復療法，通過 90 例觀察，總有效率達 86.6％。與常規藥物治療對照，提示氣功治療慢性氣管炎，肺氣腫有相當的效果。

　　調息補氣功中的呼吸方法是吸、吸、呼。而且是短吸短呼。晨起在清新的空氣中，全身放鬆，精神寧靜的狀態下，這種呼吸方法，使病人在大自然中毫不費力，也不用意念的逐漸形成了腹式呼吸，糾正了慢性支氣管炎肺氣腫病人張口抬肩、淺表急促的呼吸，使之日見正常而獲效。許多病人反映這種呼吸方法既能緩解氣喘，而且省力。但病人的肺功能檢查，肺內殘留氣體量（即閉合氣量）仍較大，其原因之一是由於小支氣管長期炎症損傷支氣管壁，呼氣時隨著胸腔內

壓力增大，支氣管壁失去支持而過早塌陷閉塞，以致造成本病特殊的呼氣困難情況。本組大部分病人練功後氣喘症狀明顯改善，部分病人肺功能檢查肺內殘氣量減少，以及肺氣腫症狀的好轉，均說明這種功法對改善呼吸道的阻塞，增加肺的通氣量有一定的效果。

　　氣功療法改變了患者的精神狀態，多數病人由於長期折磨，悲觀失望，對人生喪失信心，形成惡性循環。自練功以後，由於對疾病有了希望，精神逐日好轉，對健康的恢復有了信心。這對病人的康復，當然也是很有幫助的。

三、自控氣功療法治療血液病初試

中國中醫研究院西苑醫院　姚寶森

　　白血病，再生障礙性貧血（再障），骨髓增生異常綜合症（MDS），陣發性睡眠性血紅蛋白尿（PNH）等，是血液病中比較難治的疾病。目前尚無特效療法。我科自 1987 年 5 月對 23 例血液病患者試教練氣功自控療法，有一定療效。現報告如下。

　　㈠臨床資料

　　本組 23 例，男 16 例，女 7 例。年齡最大 54 歲，最小 19 歲。病程最長者 12 年，最短者 3 個月。其中白血病 4 例（急性單核細胞白血病 1 例，多發性骨髓瘤 1 例，慢性粒細胞白血病 2 例），再障 9 例（其中純紅再障 1 例），MDS 4 例，PNH 3 例，缺鐵性貧血 1 例，骨髓纖維化 1 例。均為住院病人，均經臨床、血象及骨髓象確診。

　　㈡治療方法

　　由作者向患者教練張明武氣功師創編的氣功自控療法。五種基本功法：調息補氣功、蹺步運化功，按頭安神功、摩腎益精功、鬆靜疏泄功。並根據病人具體情況按病症分別練

功，針對病人病情變化酌練消炎止痛功，五臟按摩功及坐轉乾坤功。每人每天最少練功 1 小時，練功過 1 個月者統計療效，練功的同時，其他藥物治療不變。

㈢治療結果

療效標準：

顯效：包括白血病完全緩解，再障緩解，缺鐵性貧血治癒或貧血者血色素（Hb）上升 3 克以上者。

有效：包括白血病部分緩解，貧血者 Hb 上升 1～3 克，或臨床症狀明顯好轉或輸血間隔明顯延長。

無效：Hb 上升不足 1 克或臨床症狀改善不明顯。

治療結果：23 例中顯效 12 例，有效 8 例，無效 3 例，總有效率 87％。其中白血病 4 例，完全緩解 3 例，部分緩解 1 例。再障 9 例中顯效 5 例，有效 2 例，無效 2 例。MDS 4 例中 3 例顯效，1 例有效。PNH3 例均有效，臨床症狀好轉，溶血減輕。缺鐵性貧血 1 例顯效。骨髓纖維 1 例無效。

臨床症狀：飲食好轉者 21 例，睡眠改善者 20 例，感染減少者 13 例，出血減少者 17 例，一般狀況明顯改善者 18 例。

血象：練功前 Hb 平均為 6.9 克，練功後 10 克，whc 練功前平均 4143／㎣，練功後平均 4552／㎣，血小板練功前平均 4.17 萬／㎣，練功後平均 6.85 萬／㎣。

骨髓象：有練功前後對比者 7 例，白血病 4 例中 3 例由白血病骨髓象變為完全緩解骨髓象，1 例為部分緩解骨髓象。1 例再障及 2 例 MDS 均由病象變為正常骨髓象。

㈣典型病例

例 1，王××，男，47 歲，工程師，吉林省人。病歷號 30831。因頭暈、乏力伴骨痛一月餘，於 1986 年 11 月 19 日住我院。該患者於 1986 年 10 月突感頭暈、乏力伴全身骨痛

，在當地診為「多發生骨髓瘤」未經治療轉來北京。當時頭暈、乏力、心悸、全身骨痛，眠差納可，經臨床血象骨髓檢查確診為多發性骨髓瘤，入院時Hb5.9克，wbc 3200／㎜，N58％，L42％，pt7萬／㎜，骨髓增生減低Ⅰ，原幼漿細胞占43.5％，尿蛋白卌，本周氏蛋白陽性，血清蛋白電泳：白蛋白48.2％，球蛋白$\alpha_1$2.2％，$\alpha_2$5.9％，β4.4％，γ39.3％，血沈148㎜／小時，x片示：枕骨可見不規則電蝕樣密度減低。入院後經中西結合治療，病情有好轉，但骨髓一直未緩解，血沈在100㎜／小時以上，尿蛋白卌，且化療時血象下降明顯，病人從4月份開始練功，至6月下旬Hb由8.3克升至10克以上，wbc4000以上，再化療時血象未明顯下降，練功3個月後血小板由練功前的5萬／㎜上升至13萬／㎜。練功半年後，血象恢復正常，骨髓象完全緩解，尿蛋白消失，本周氏蛋白陰性，血沈正常，血清蛋白電泳：白蛋白61.9％，球蛋白$\alpha_1$3.5％，$\alpha_2$7.7％，β12.0％，前β6.3％，γ8.6％，病情完全緩解，1987年10月28日出院。

　　例2，葉×，男，54歲，華東石油學院副教授，病歷號31335，因心悸、乏力、面色萎黃4個月，鼻衄、肌衄兩個月，於1987年2月24日以再障住院。患者於入院前四個月感冒後感乏力，飲食減少，在當地醫院發現貧血，經骨髓穿刺診為「再障」，經強的鬆、康力隆、丙酸睪丸酮、硝酸士的寧等治療，輸血1500ml，病情未見好轉而來我院，入院時Hb3.3克，wbc2150／㎜，N32％，L68％，pt3萬／㎜，經臨床血象，骨髓象檢查，確診為慢性再障，入院後經治療病情有所好轉，但比較緩慢，今年5月開始練功後病情明顯好轉，一月後Hb升至10克以上，練功3個月後Hb升至11克以上，pt升至6.5萬／㎜，練功5個月後血象全面恢復，Hb12克以上，wbc4000／㎜以一，pt達12萬／㎜。骨髓象

完全恢復正常。於 1987 年 11 月 16 日出院。

　　例 3，張××，女，36 歲，河南某紡織廠工人，病歷號 31372，頭暈、乏力近兩年，於 1987 年 3 月 4 日住我院，患者1985 年 4 月始無明顯誘因感頭暈、乏力、牙齦滲血、皮膚紫癜，經多方治療無效，在河南醫學院診為「MDS」，經中西藥治療病情好轉。一年後病情復發而轉來我院，入院時Hb8.3克，wbc4200／㎣，pt7.5 萬，經臨床，血象、骨髓象檢查診為MDS，以中藥治療二月餘，病情好轉不明顯，5 月開始練功，一個月後Hb升至 12 克以上，wbc4000 以上，pt升至 12 萬，1987 年 7 月 31 日出院。

　　㈤討　論

　　氣功是中國醫學遺產的一部分，對我國人民的繁衍生存有重要作用。很多疑難雜症，「不治之症」，用氣功治療有明顯療效。血液病中很多病治療比較困難，用氣功治療取得了可喜療效，有些病例在臨床治療中見效較慢，但加練氣功後，病情明顯好轉，有時取得意想不到的效果，值得用於臨床。

　　練功過程中，讓病人樹立練功戰勝疾病的信心自覺練功，根據病情練功。實踐證明，認真練功，堅持練功者效果明顯。反之，效果不理想。上述病人練功刻苦者療效均好。幾例效果不明顯者幾乎練功都有問題，或對練功信心不足，即使這樣，這部分病人在練功後飲食、睡眠等也有某些改善。

　　我們對 5 例病人作了免疫球蛋白檢查，IgA上升者 3 例，IgM上升者 4 例，IgG上升者 5 例，因此，練功可能增強體液免疫功能。

　　練本功法無副作用，未發現出偏現象，因此練本功法比較安全可靠。

　　（在教練自控氣功療法過程中得到頤和園氣功輔導站喬

木鐸老師的大力支持，特表謝意。）

第四節　新聞報導選

選文一：自控氣功防治腫瘤研究會在北京成立

　　新華社北京2月25日電（記者劉文滙）　中國第一個用氣功手段進行腫瘤防治的研究會——中國癌症研究基金會自控氣功防治腫瘤研究會今天在北京成立。

　　中國自控氣功創始人，北京密雲氣功自控防治腫瘤聯合醫院院長張明武擔任研究會理事長。

　　69歲的張明武，曾學練許多氣功名師的功理功法，潛心鑽研氣功理論及中西醫基礎知識，總結病員練功實踐中的經驗，並通過長期的臨床實踐，創編了系統的「氣功控速效療法」。

　　張明武認為，失控是疾病發生之源。自控氣功恰恰是強調自我調節、自我發氣和回收。通過四種導引方法增加人體自我調整和自我控制的能力，使真氣正常運行，從而截斷病源，達到祛病健身的目的。

　　據統計，中國有四百多萬人學練自控氣功。

　　臨床實踐證明，自控氣功對各種腫瘤癌症、疑難慢性病、職業病、白血病、糖尿病、冠心病、婦科病等均有療效。總有效率達90%以上，顯效率達32%。

選自 1989 年 2 月 26 日新華社新聞稿

選文二：全國第一個氣功防治腫瘤研究會成立

　　新華社北京 2 月 25 日電（記者王永平）　中國癌症研究基金會自控氣功防治腫瘤研究會今天在北京正式成立。

　　自控氣功防治腫瘤研究會是中國癌症研究基金會領導下的第一個用氣功來防治腫瘤的全國性研究和康復學術團體。目前，這個研究會已在全國 25 個省、市、自治區建立了 46 個分支機構，其中分會 14 個，研究所 3 個，醫院 4 個，康復中心，康復院各 1 個。

選自 1989 年 2 月 26 日廣播、電視新聞

選文三：自控氣功防治癌症有效首家研究　　　　機構在北京成立

　　本報北京 2 月 25 日訊　記者何傳報導：中國第一個用氣功手段防治癌症的研究會今天在北京成立。

　　氣功治療癌症正在社會上引起興趣和關注。中國癌症研究基金會自控氣功防治腫瘤研究會的成立，給中國四百萬學練自控氣功者帶來鼓舞。

　　自控氣功由北京密雲氣功自控防治腫瘤聯合醫院院長張明武首創。

　　臨床實踐證明，自控氣功對各種腫瘤癌症、疑難慢性病、白血病、糖尿病等均有療效，其顯效率達32％。

　　據張明武介紹說，目前全國已有幾百個自控氣功輔導站，用中外文出版的有關自控氣功功理、功法專著達二百四十多萬冊。

選自1989年2月27日≪人民日報≫（海外版）

選文四：以為人類最終戰勝癌症作貢獻為　　　　宗旨自控氣功防治腫瘤研究會成立

　　本報訊（記者龍厚生）　中國癌症研究基金會自控氣功

防治腫瘤研究會近日在京成立。該會的宗旨是繼承和發揚中國醫學，發掘和探索防治腫瘤新途徑，為人類最終戰勝癌症作貢獻。

自控氣功療法為我國著名氣功名家張明武所創。它以道家傳統氣功中的匹配陰陽為依據，兼收醫學家、儒家、佛家和民間諸多氣功之精華。這套功法補虛泄實，平秘陰陽、既辨證施治，又對症施功。自 1979 年開始推廣以來，深受海內外廣大群眾的歡迎。

目前，研究會已在 25 個省、自治區、直轄市建立起 46 個分支機構，擁有一支由 4 名高級氣功師、31 名氣功師、57 名助理氣功師和 1400 餘名輔導員組成的骨幹隊伍。此外，研究會還出版了中文、英文和法文等 16 種版本 240 萬冊功法書籍。

選自 1989 年 3 月 4 日≪健康報≫

選文五：「吸吸呼」萬歲
──北京密雲自控氣功防治腫瘤聯合醫院見聞

張明武老師是中國氣功研究會名譽理事，是氣功自控療法的創始人，是研究氣功防治癌瘤的氣功名家。

由他主辦的北京密雲氣功自控療法康復院（現改名密雲明武腫瘤聯合醫院），住院病人大多數是絕症患者，經短期學練氣功，變愁眉苦臉為喜笑顏開，戀戀不捨地離開了醫院。從出院的 700 名患者中統計，有效率達 85.3%，其中顯效率達 36.4%……。

登在≪中華氣功≫雜誌上的這一信息，引起了我的注意。「這是真的嗎？」如果是事實，就該大書特書，廣泛宣傳，為那些被癌王國判處死刑的人傳遞一線生機。抱著這一目

的，我去密雲訪問了張明武和創辦的醫院。

初識自控功

　　清晨5點半，我匆忙地跟著兩名患者，頂著微弱的星光，摸黑走向練功場。

　　那是一片茂密的松林。在悠揚的樂聲中，已有百十來名患者在氣功師的帶領下，隨著「吸吸呼」、「吸吸呼」的節拍，蹺起腳尖，擺動雙手，一個跟著一個在松林中不停地走著……

　　「手要由丹田上方心窩部下落丹田。掌心要斜向軀幹。」我一眼認出了正在圈外為病人糾正姿勢的張明武大師，便走上前去向他請教。

　　張明武先生侃侃而談：

　　氣功自控療法是以道家傳統氣功《靈寶畢法》中的匹配陰陽法為依據，又吸收了醫家、儒家、佛家和民間諸多氣功精華創編的一種醫療保健功。

　　科學家們認為，失控是疾病發生之源。自控氣功恰恰是強調自我調節、自我發氣、自我回授。通過四種導引方法來增強人體自我調整和自我控制的能力。使真氣正常運行，從而截斷病源，達到祛病健身的目的。

　　就「吸吸呼」來說，這種多吸少呼的特殊調息方法，是補氣的關鍵所在。清晨5點到7點，是自然界大氣處於初陽上升的旺盛狀態。此時選擇樹林、公園、海濱等氧氣充足、空氣新鮮、環境幽靜之處練功，運用多吸少呼的方法，多吸入清新旺盛的陽氣，少呼出自身的元氣，利用呼吸動作轉折之間自然形成的「閉氣階段」，使二氣混合，生化出五臟之液，經過不斷蓄積，又能生化出腎氣。腎氣一足，身體就自然強壯了。這就是所謂的匹配陰陽，氣液相生法。

　　說到此，張明武發現昨晚新收住院的一位白血病患者也

在練功行列之中，話鋒不由轉向自控氣功易學易練，適合中老年和重症患者掌握的特點上。是啊，它的「行動」與常人的走路相仿，配合不同頻率而有節奏的呼吸，很多患者走起來顯得輕鬆自如，似乎進入了忘我的境界。張明武指著他們對我說，這些人此時會感到心曠神怡，悠然自得，從而獲得「以動求靜」，有病治病，無病強身的作用。

一席話說得我興起，現學現賣，也走進了練功隊伍。這一走就走了一個多小時，但我也沒有累的感覺，而且當晚睡了一個從未有過的、沒有夢的覺。

69歲的張明武，50年代在北京一家電錶廠做噴漆工作，由於苯中毒誘發高血壓、心臟病，以後又因中風，輕度偏癱，長期病魔纏身。他在求醫服藥療效甚微的情況下，開始尋求一條新的康復之路。他學練太極拳、氣功吐納法、身體逐漸有了好轉，學練蔣維僑、周潛川、胡耀貞、郭林等氣功名家的功理功法後，他的病都好了。

他從自身的康復實踐中，深深體會到「生命在於運動」的意義，於是潛心鑽研氣功理論及中西醫基礎知識，不斷總結廣大病員練功實踐中的經驗，通過長期反覆的臨床實踐，創辦了這套較為完整而系統的「氣功自控速效療法」。由於這套功法補元泄實，平秘陰陽，既有辨證施治，又有對症施功，治療範圍廣，療效快，在防治各種腫瘤癌症，各種慢性病，疑難病方面，都取得了很好的療效。

因此，自1979年開始推廣以來，深受海內外廣大群眾的歡迎。目前張明武和他的同伴們，已在全國建立輔導站幾百個，在北京、上海、南京、天津、四川、寧夏、江蘇以及香港，建立起康復治療中心及研究所10個；培訓了一支擁有4名高級氣功師，31名氣功師，57名助理氣功師，1400多名輔導員的實力雄厚的骨幹隊伍。根據不完全統計，全國

有 400 多萬人學練自控氣功。張明武編著的《氣功自控快速療法》一書，發行二百萬冊，並被譯成英、法文出版。

事實勝於雄辯。氣功自控療法的療效究竟如何，還得通過實例才有說服力。於是醫院的的四位副院長兼氣功師吳家驥、李光、佘質浩、李日諒如數家珍，有根有據，動情地談起了一系列典型的病例。

「吸吸呼」萬歲

某公司的會計曹忠，1986 年 6 月經醫院診斷為惡性淋巴瘤，多次化療，多次複發，於 1987 年 5 月練自控功。當時他全身七處有八個瘤子，最大的像個大雞蛋，練功 20 天，瘤子開始縮小。兩個多月後，除縱膈兩個瘤子外，其餘全部消失。後來他在會上介紹經驗時激動得振臂高呼：「吸吸呼萬歲」！現在他身體健壯，每天吃 1 斤 6 兩，仍在上班。

從死亡線上返回的人

南京的徐金山患肺小細胞癌，1981 年 9 月發現已不能手術，兩次化療效果也不明顯，身體極度虛弱。1982 年 4 月他由孩子用自行車推到地壇輔導站，由張明武親自授功。他堅持練功，1986 年秋檢查，病灶完全消失，各項指標正常，身體健壯。《南京晚報》還特地報導了他從死亡線上解放出來的事實。

帶瘤存活十年的漆司令

湖北有位 72 歲的老紅軍，人稱漆司令，1978 年在 301 醫院確診為肺癌，腫塊有雞蛋大。他不願做手術，化療、放療效果又不佳，於 1979 年初到地壇輔導站跟張明武學功，不到半年，病情就被控制住了。他回湖北後堅持練功。1987 年去醫院檢查，腫塊沒有增大，各項指標正常。他自我感覺良好，帶瘤子已十年。

氣功師們在談話中還提到，自控氣功作為腫瘤病人接受

放、化療期間的支持療法，效果很好。它可以減輕由於放、化療引起的血象變化，減輕胃腸刺激症狀。這一點，在他們和中國醫學科學院腫瘤醫院協作搞的實驗中，已得到充分證明。

　　訪問結束了。我懷著崇敬的心情，衷心祝願這些為人類造福的氣功師們，在攻癌的征途上，不斷取得新的突破！

選自1988年12月20日≪中華老年報≫

選文六：氣功醫療顯神通

　　去年以來，我國氣功名家張明武一行三年應邀到我市臨汝、寶豐和市區舉辦氣功醫療學習班多期，使數百名得益而康復或有明顯好轉的病患者誠服。氣功醫療何以有如此神通？我帶著疑問到文化宮體育場氣功學習班探詢。

　　只見近百位病患者正在專注地傾聽氣功師關於氣功為什麼能治糖尿病的講解。糖尿病的主要病因是胰臟分泌的胰島素減少和血糖代謝紊亂，練氣功可使口水增多，被譽稱為「金漿玉津」的唾液中含有生物活性物質，如上皮生長因子、神經生長因子、胰島素等。這些活性物質同血液中的其他激素共同作用可維持、調節血糖的穩定。

　　氣功自控療法中的「運化功」，「腮腺按摩」等功法可加強腺功能。大量地分泌唾液中的胰島素可使血糖下降，從而代替胰臟功能，使胰島細胞有充分修復機會，在氣功態下使升高的血糖恢復正常是完全可能的。據統計，練 8 至 20 天的功，可使 26～66％的病人血糖、尿糖正常。

　　為什麼高血壓患者僅練幾天功血壓就正常呢？氣功老師趙熾告訴記者說：

　　「正確運用調神、調身、調息等導引方法，重呼氣不重吸氣，可使副交感神經興奮、副交感神經釋放的活性物質又

可使末梢血管擴張，血壓下降。我國氣功名家張明武創編的自控療法就是通過練氣功來加強人體自我調理功能，並巧妙地調動、改善修復人體的生理和病理功能，使病變細胞功能，恢復為正常細胞功能，以達到袪病健身的目的。」

氣功師王守信向記者介紹說：

「氣功自控療法的每個功法和導引方式都以生理學、中醫學、氣功學為理論基礎。因此，練功醫療效果好、功效快，深受患者歡迎。」

筆者還高興地看到來自臨汝縣省工人溫泉療養院第二期自控療法學習班的總結報告：來自陝西、河南30多個市縣的107名不同病患者學習氣功自控療法後總有效率為96.7％。許多病患者心悅誠服地稱氣功自控療法為「神功奇方」。

選自 1987 年 3 月 31 日《平頂山日報》

附錄一　自控氣功常用穴位的體表位置

1.百　會——兩耳尖垂直向上連線與頭部正中線相交處（約後髮際上七寸）。

2.印　堂——兩眉內端連線中點。

3.人　中——鼻唇溝中間。

4.承　漿——下唇溝凹陷處中間。

5.廉　泉——頷下喉結上方之凹陷處。

6.膻　中——兩乳頭連線中點（胸骨中線上）。

7.鳩　尾——劍突下胸骨柄下約五分處。

8.關　元——臍下三寸。

9.會　陰——男子在肛門與陰囊之間，女子在肛門與陰唇後聯合之間。

10.陽　白——眉毛中間上一寸處。

11.環　跳——臀部肌肉凹陷處（大腿外側）。

12.天　突——胸骨上窩正中凹陷處。

13.太　衝——足背大趾與次趾骨中間（一、二蹠骨結合處）。

14.大　敦——足大趾外側爪甲根與趾關節之間。

15.風　府——在頸後，枕骨下緣凹陷處（髮際上一寸）。

16.風　池——風府穴旁開一寸。

17.大　椎——第七頸椎下（頸部最高的頸椎下）。

18.命　門——第二腰椎下（正對肚臍之腰椎下）。

19.腎　俞——命門穴旁開一寸半處。

20.期　門——第六肋緣下與乳中線相交處。

21.太　淵——仰手掌腋橫文橈側（大指側）凹陷處。

22.頰　車──下頜角前上方咬牙時肌肉隆起處。

23.缺　盆──鎖骨上窩中點凹陷處。

24.氣　戶──鎖骨與第一肋骨間之凹陷中。

25.天　樞──臍旁二寸。

26.內勞宮──掌中央當屈指握掌時中指尖所點處。

27.外勞宮──手背與內勞宮相對處。

28.聽　宮──耳屏與下頜關節之間，微強口凹陷處。

29.睛　明──兩目內眼角之上方陷中。

30.至　陰──足小趾外側爪甲根處。

31.湧　泉──足掌中心（展足收趾，掌心凹陷處）。

32.兪　府──鎖骨下緣，當胸骨中線與乳中線之間凹
陷中（任脈旁二寸）。

33.天　池──乳頭外側一寸，第四肋間陷中。

34.中　衝──中指尖端。

35.關　衝──無名指外側端。

36.絲竹空──眼眉外端略入眉毛處（顴突後凹陷處）
。

37.瞳子髎──雙眼外眼角外方（眶骨外側緣陷中）。

38.足竅陰──足四趾外側爪甲根處。

39.極　泉──上臂外展，在腋窩正中。

40.少　衝──手小指內側爪甲根旁。

41.少　澤──手小指外側爪甲根旁。

42.少　商──手大指內側爪甲根旁。

43.中　府──第一肋間隙距任脈（前正中線）6寸處。

44.商　陽──食指內側爪甲根據。

45.迎　香──鼻翼旁各一分許。

46.承　泣──眼球與眶下緣之間，正當瞳孔直下。

47.厲　兌──足二趾內側爪甲根處。

48.大　包——腋中線上，第六肋間隙，約當腋窩與第十一肋之中點。

49.長　強——位於尾骨端與肛門之間。

50.天　柱——於後正中線入髮際半寸，旁開1.3寸處。

附錄二　經絡圖

仰人全圖

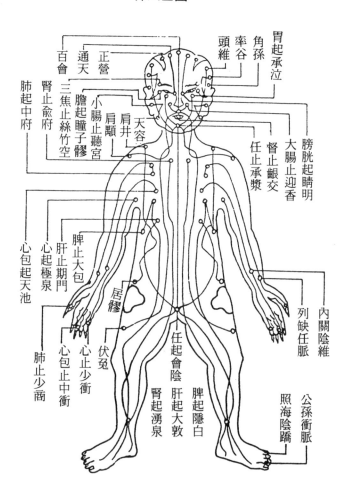

伏人全圖

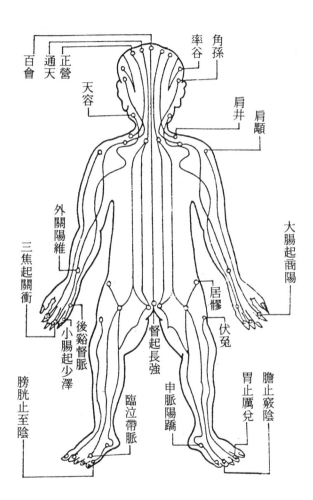

十二經脈起止圖

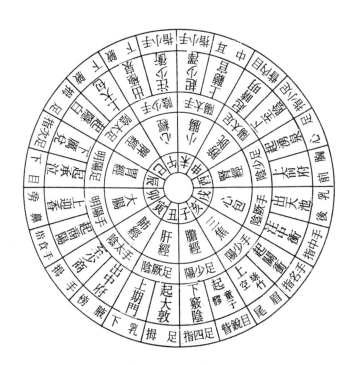

經絡周流解

　　人身正脈，十有二經。每於平旦寅時，營氣始於中焦，上注手太陰肺經，自胸中而出於中府，至於少商，以次行於手陽明大腸等十二經，終於足厥陰肝經，而復始於太陰之肺也。凡手之三陰，從藏走手；手之三陽，從手走頭。足之三陽，從頭走足；足之三陰，從足走腹。周流不息，如環無端。

前面頸穴總圖

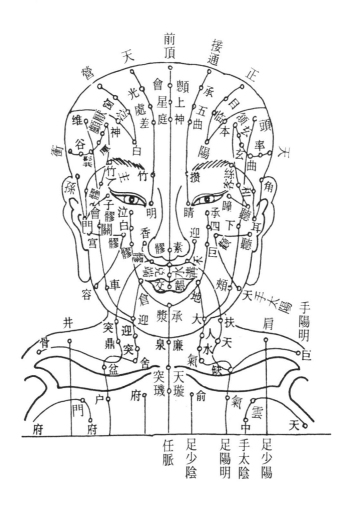

胸腹總圖

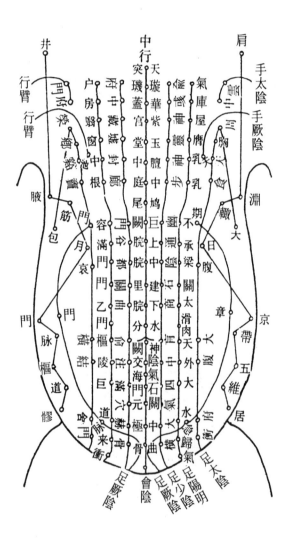

後頭項穴總圖

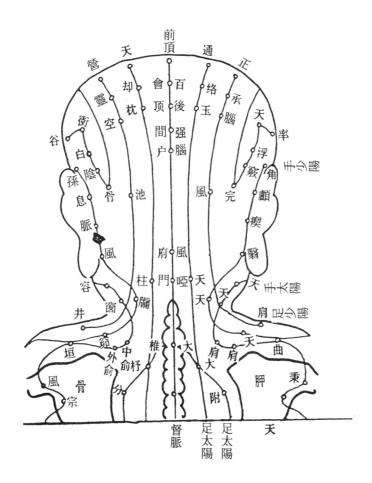

背部總圖

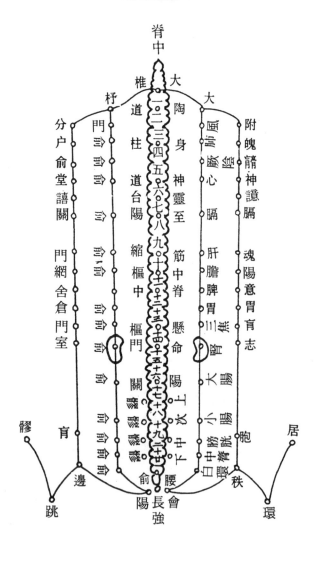

側脇肋總圖

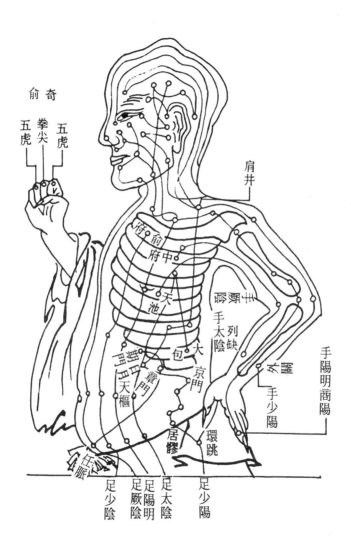

陰手總圖

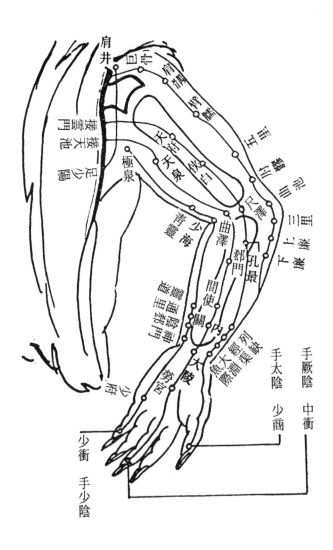

陽手總圖

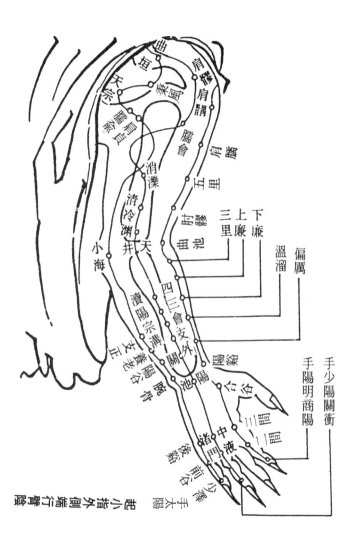

陰足總圖

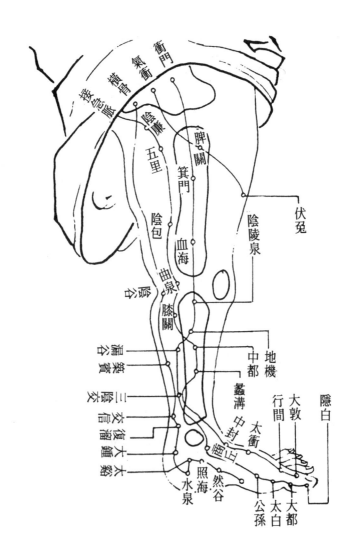

陽足總圖

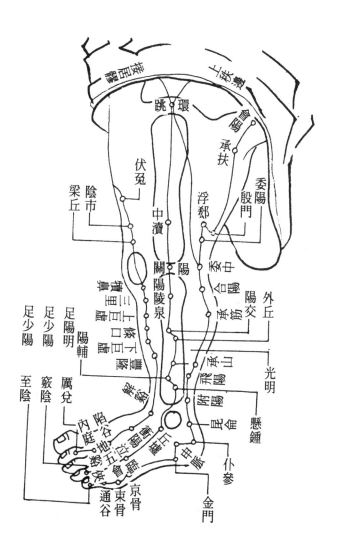

手太陰肺經
左右共二十二穴

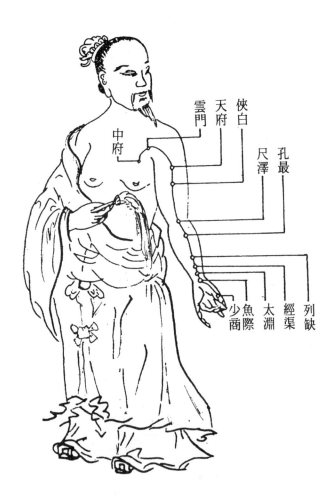

手陽明大腸經
左右共四十穴

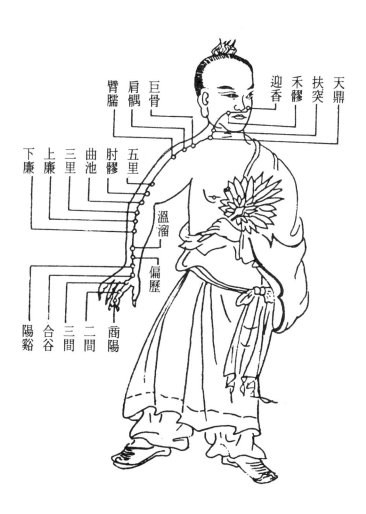

足陽明胃經
左右共九十穴

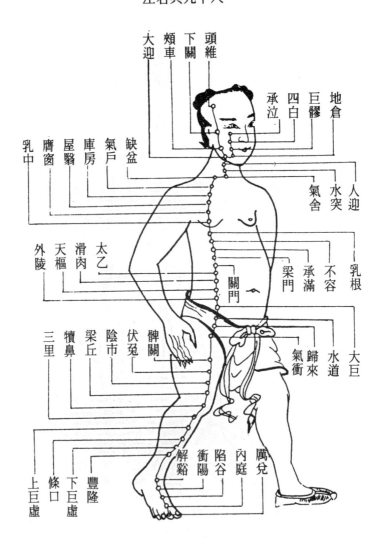

足太陰脾經

左右共四十二穴

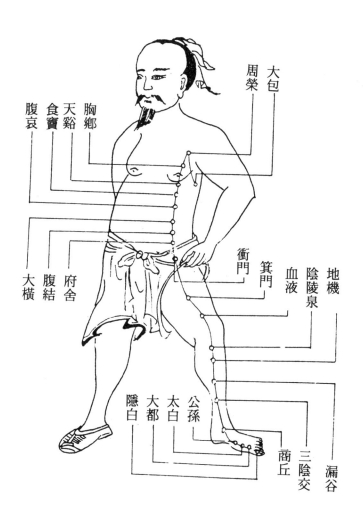

手少陰心經
左右共十八穴

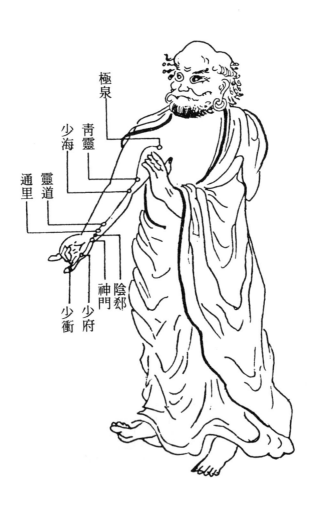

極泉
少海 青靈
通里 靈道
陰郄
神門
少府
少衝

手太陽小腸經

左右共三十八穴

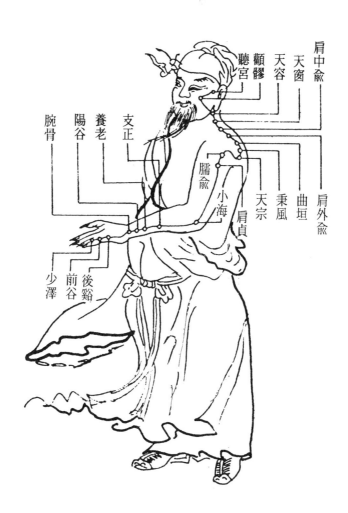

足太陽膀胱經
左右共一百二十六穴

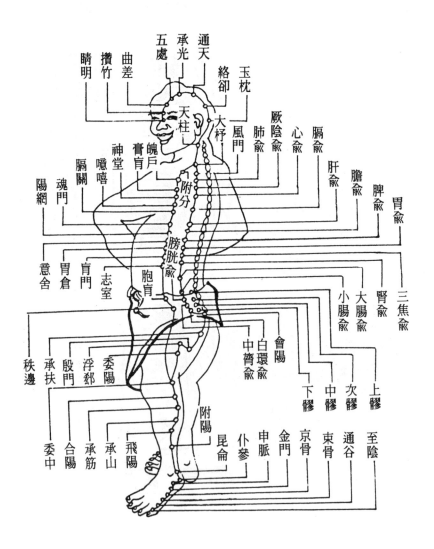

足少陰腎經

左右共五十四穴

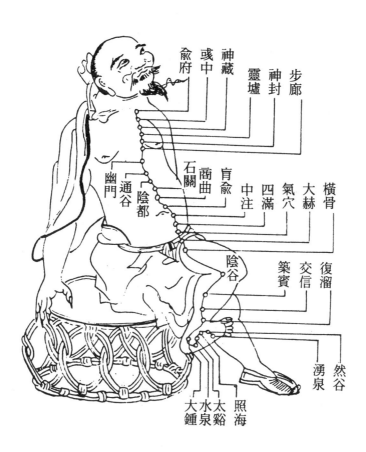

手厥陰心包絡經

左右共十八穴

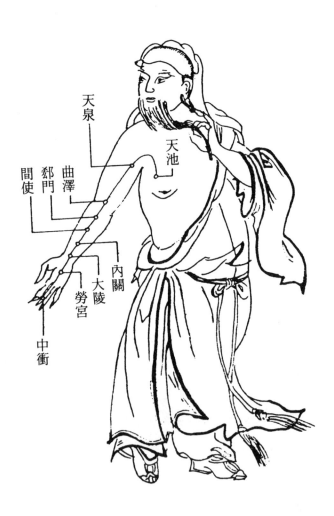

手少陽三焦經

左右共四十六穴

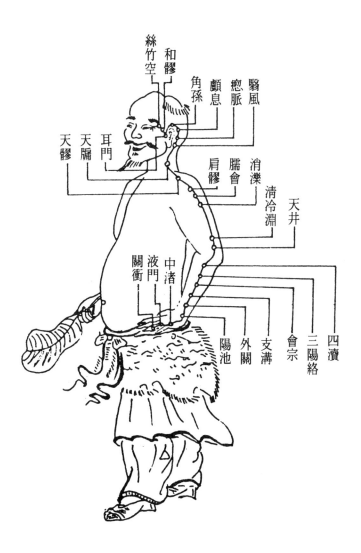

足少陽膽經

左右共八十六穴

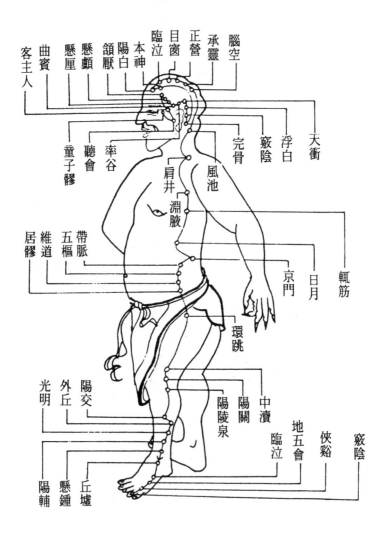

足厥陰肝經
左右共二十八穴

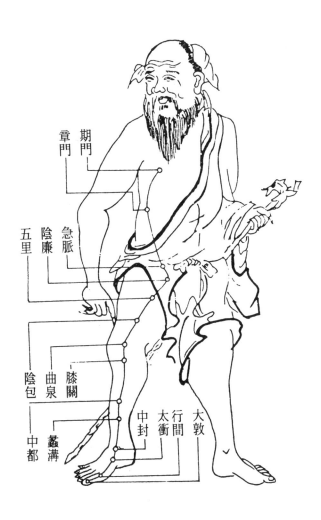

任　脈

二十四穴

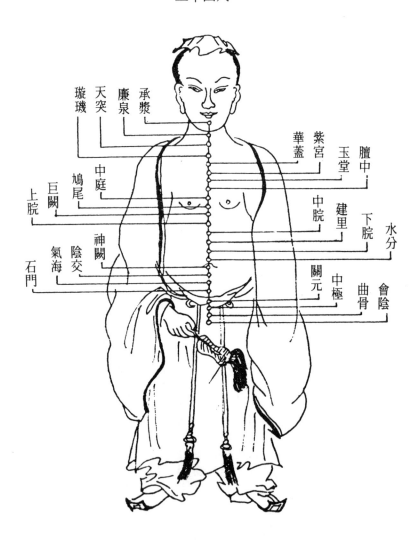

督　脈

二十八穴

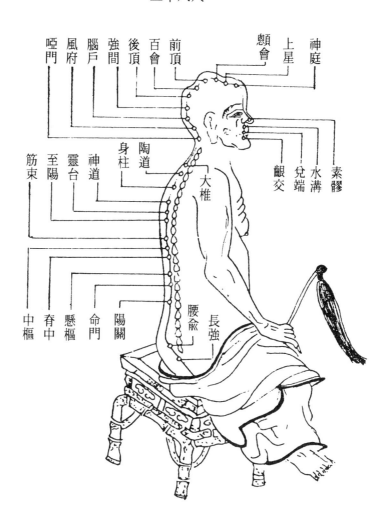

內景圖

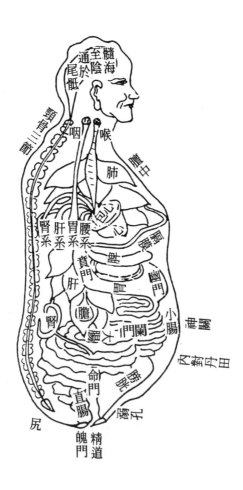

面　部　圖

五色篇曰：明堂者鼻也，闕者眉間也，庭者顏也，蕃者頰側也，蔽者耳門也，其間欲方大，去之十步，皆見於外，如是者壽必中百歲。

明堂骨高以起，平以直，五藏次於中央，六府挾其兩側，首面上於闕庭，王宮在於下極，五藏安於胸中，真色以致，病色不見，明堂潤澤以清，五宮惡得無辨乎？（詳≪類經≫脈色類）

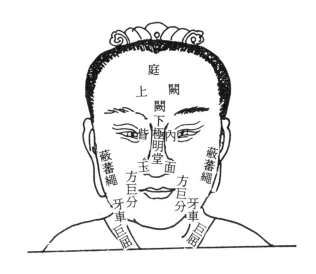

藏府色見面部圖

庭者首面也,闕上者咽喉也,闕中者肺也,下極者心也,直下者肝也,肝左者膽也,下者脾也,方上者胃也,中央者大腸也,挾大腸者腎也,當腎者臍也,面王以上者小腸也,面王以下者膀胱子處也。男子色在於面王,為小腹痛,下為卵痛,其圓直為莖痛。在女子為膀胱子處之病,散為痛,博為聚。

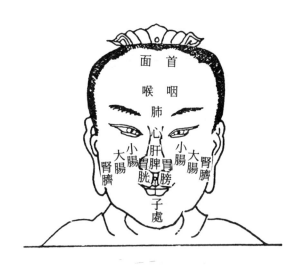

肢節色見面部圖

顴者肩也，顴後者臂也，臂下者手也，目內眥上者膺乳也，挾繩而上者背也，循牙車以下者股也，中央者膝也，膝以下者脛也，當脛以下者足也，巨分者股里也，巨屈者膝臏也，此五臟六腑肢節之部也。

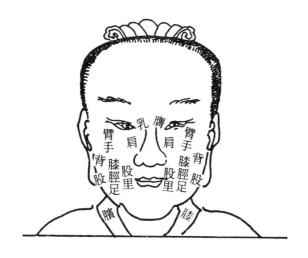

手十指應十日圖

出靈樞陰陽系明月篇

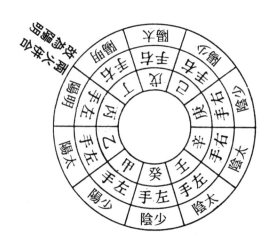

十六絡穴圖

經脈篇止千五絡，平人氣象論曰，胃之大絡，名曰虛里，是共十六絡也。然足太陽絡曰公孫，而復有脾之大絡曰大包，足陽明絡曰豐隆，而復有胃之大絡曰虛里，故諸經之絡皆一，而惟脾胃之絡皆二。

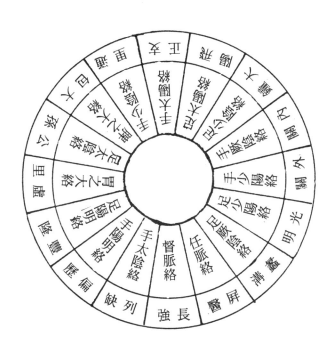

宗營衛三氣圖

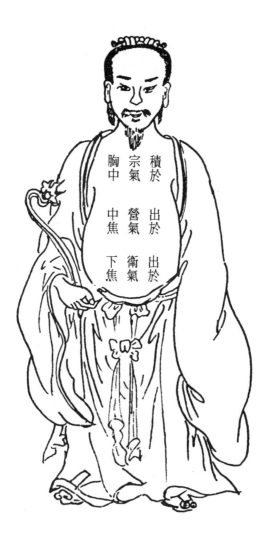

胸中　宗氣　積於

中焦　營氣　出於

下焦　衛氣　出於

大展出版社有限公司
品冠文化出版社

圖書目錄

地址：台北市北投區(石牌)　　　電話：(02) 28236031
　　　致遠一路二段 12 巷 1 號　　　　　　28236033
郵撥：01669551＜大展＞　　　　　　　　28233123
　　　19346241＜品冠＞　　　　　傳真：(02) 28272069

・熱 門 新 知・品冠編號 67

1.	圖解基因與 DNA	中原英臣主編	230 元
2.	圖解人體的神奇 （精）	米山公啟主編	230 元
3.	圖解腦與心的構造 （精）	永田和哉主編	230 元
4.	圖解科學的神奇 （精）	鳥海光弘主編	230 元
5.	圖解數學的神奇 （精）	柳谷晃著	250 元
6.	圖解基因操作 （精）	海老原充主編	230 元
7.	圖解後基因組 （精）	才園哲人著	230 元
8.	圖解再生醫療的構造與未來	才園哲人著	230 元
9.	圖解保護身體的免疫構造	才園哲人著	230 元
10.	90 分鐘了解尖端技術的結構	志村幸雄著	280 元
11.	人體解剖學歌訣	張元生主編	200 元
12.	醫院臨床中西用藥	杜光主編	550 元
13.	現代醫師實用手冊	周有利主編	400 元

・名 人 選 輯・品冠編號 671

1.	佛洛伊德	傅陽主編	200 元
2.	莎士比亞	傅陽主編	200 元
3.	蘇格拉底	傅陽主編	200 元
4.	盧梭	傅陽主編	200 元
5.	歌德	傅陽主編	200 元
6.	培根	傅陽主編	200 元
7.	但丁	傅陽主編	200 元
8.	西蒙波娃	傅陽主編	200 元

・圍 棋 輕 鬆 學・品冠編號 68

1.	圍棋六日通	李曉佳編著	160 元
2.	布局的對策	吳玉林等編著	250 元
3.	定石的運用	吳玉林等編著	280 元
4.	死活的要點	吳玉林等編著	250 元
5.	中盤的妙手	吳玉林等編著	300 元
6.	收官的技巧	吳玉林等編著	250 元

7.	中國名手名局賞析	沙舟編著	300元
8.	日韓名手名局賞析	沙舟編著	330元
9.	圍棋石室藏機	劉乾勝等著	250元
10.	圍棋不傳之道	劉乾勝等著	250元
11.	圍棋出藍秘譜	劉乾勝等著	250元
12.	圍棋敲山震虎	劉乾勝等著	280元
13.	圍棋送佛歸殿	劉乾勝等著	280元
14.	無師自通學圍棋	劉駱生著	280元

・象 棋 輕 鬆 學・品冠編號 69

1.	象棋開局精要	方長勤審校	280元
2.	象棋中局薈萃	言穆江著	280元
3.	象棋殘局精粹	黃大昌著	280元
4.	象棋精巧短局	石鏞、石煉編著	280元

・智 力 運 動・品冠編號 691

| 1. | 怎樣下國際跳棋國際跳棋普及教材(上) | 楊永編著 | 220元 |

・鑑 賞 系 列・品冠編號 70

1.	雅石鑑賞與收藏	沈泓著	680元
2.	印石鑑賞與收藏	沈泓著	680元
3.	玉石鑑賞與收藏	沈泓著	680元

・休 閒 生 活・品冠編號 71

| 1. | 家庭養蘭年年開 | 殷華林編著 | 300元 |

・生 活 廣 場・品冠編號 61

1.	366天誕生星	李芳黛譯	280元
2.	366天誕生花與誕生石	李芳黛譯	280元
3.	科學命相	淺野八郎著	220元
4.	已知的他界科學	陳蒼杰譯	220元
5.	開拓未來的他界科學	陳蒼杰譯	220元
6.	世紀末變態心理犯罪檔案	沈永嘉譯	240元
7.	366天開運年鑑	林廷宇編著	230元
8.	色彩學與你	野村順一著	230元
9.	科學手相	淺野八郎著	230元
10.	你也能成為戀愛高手	柯富陽編著	220元
12.	動物測驗—人性現形	淺野八郎著	200元
13.	愛情、幸福完全自測	淺野八郎著	200元

14. 輕鬆攻佔女性　　　　　　趙奕世編著　230 元
15. 解讀命運密碼　　　　　　郭宗德著　　200 元
16. 由客家了解亞洲　　　　　高木桂藏著　220 元
17. 從愛看人性　　　　　　　黃孚凱編著　220 元
18. 後宮生活秘辛　　　　　　廖義森編著　230 元
19. 野史搜奇　　　　　　　　廖義森編著　220 元

・血型系列・ 品冠編號 611

1. A 血型與十二生肖　　　　萬年青主編　180 元
2. B 血型與十二生肖　　　　萬年青主編　180 元
3. O 血型與十二生肖　　　　萬年青主編　180 元
4. AB 血型與十二生肖　　　　萬年青主編　180 元
5. 血型與十二星座　　　　　許淑瑛編著　230 元
6. 血型與職業　　　　　　　萬年青主編　180 元

・女醫師系列・ 品冠編號 62

1. 子宮內膜症　　　　　　　國府田清子著　200 元
2. 子宮肌瘤　　　　　　　　黑島淳子著　　200 元
3. 上班女性的壓力症候群　　池下育子著　　200 元
4. 漏尿、尿失禁　　　　　　中田真木著　　200 元
5. 高齡生產　　　　　　　　大鷹美子著　　200 元
6. 子宮癌　　　　　　　　　上坊敏子著　　200 元
7. 避孕　　　　　　　　　　早乙女智子著　200 元
8. 不孕症　　　　　　　　　中村春根著　　200 元
9. 生理痛與生理不順　　　　堀口雅子著　　200 元
10. 更年期　　　　　　　　　野末悅子著　　200 元

・傳統民俗療法・ 品冠編號 63

1. 神奇刀療法　　　　　　　潘文雄著　　200 元
2. 神奇拍打療法　　　　　　安在峰著　　200 元
3. 神奇拔罐療法　　　　　　安在峰著　　200 元
4. 神奇艾灸療法　　　　　　安在峰著　　200 元
5. 神奇貼敷療法　　　　　　安在峰著　　200 元
6. 神奇薰洗療法　　　　　　安在峰著　　200 元
7. 神奇耳穴療法　　　　　　安在峰著　　200 元
8. 神奇指針療法　　　　　　安在峰著　　200 元
9. 神奇藥酒療法　　　　　　安在峰著　　200 元
10. 神奇藥茶療法　　　　　　安在峰著　　200 元
11. 神奇推拿療法　　　　　　張貴荷著　　200 元
12. 神奇止痛療法　　　　　　漆 浩 著　　200 元
13. 神奇天然藥食物療法　　　李琳編著　　200 元

14. 神奇新穴療法　　　　　　　　　吳德華編著　200元
15. 神奇小針刀療法　　　　　　　　　韋丹主編　200元
16. 神奇刮痧療法　　　　　　　　　童佼寅主編　200元
17. 神奇氣功療法　　　　　　　　　　陳坤編著　200元

・常見病藥膳調養叢書・ 品冠編號 631

1. 脂肪肝四季飲食　　　　　　　　　蕭守貴著　200元
2. 高血壓四季飲食　　　　　　　　　秦玖剛著　200元
3. 慢性腎炎四季飲食　　　　　　　　魏從強著　200元
4. 高脂血症四季飲食　　　　　　　　　薛輝著　200元
5. 慢性胃炎四季飲食　　　　　　　　馬秉祥著　200元
6. 糖尿病四季飲食　　　　　　　　　王耀獻著　200元
7. 癌症四季飲食　　　　　　　　　　　李忠著　200元
8. 痛風四季飲食　　　　　　　　　　魯焰主編　200元
9. 肝炎四季飲食　　　　　　　　　　王虹等著　200元
10. 肥胖症四季飲食　　　　　　　　　李偉等著　200元
11. 膽囊炎、膽石症四季飲食　　　　　謝春娥著　200元

・彩色圖解保健・ 品冠編號 64

1. 瘦身　　　　　　　　　　　　　主婦之友社　300元
2. 腰痛　　　　　　　　　　　　　主婦之友社　300元
3. 肩膀痠痛　　　　　　　　　　　主婦之友社　300元
4. 腰、膝、腳的疼痛　　　　　　　主婦之友社　300元
5. 壓力、精神疲勞　　　　　　　　主婦之友社　300元
6. 眼睛疲勞、視力減退　　　　　　主婦之友社　300元

・休閒保健叢書・ 品冠編號 641

1. 瘦身保健按摩術　　　　　　　　聞慶漢主編　200元
2. 顏面美容保健按摩術　　　　　　聞慶漢主編　200元
3. 足部保健按摩術　　　　　　　　聞慶漢主編　200元
4. 養生保健按摩術　　　　　　　　聞慶漢主編　280元
5. 頭部穴道保健術　　　　　　　　柯富陽主編　180元
6. 健身醫療運動處方　　　　　　　鄭寶田主編　230元
7. 實用美容美體點穴術＋VCD　　　李芬莉主編　350元
8. 中外保健按摩技法全集＋VCD　　　任全主編　550元
9. 中醫三補養生　　　　　　　　　　劉健主編　300元
10. 運動創傷康復診療　　　　　　　任玉衡主編　550元
11. 養生抗衰老指南　　　　　　　　馬永興主編　350元
12. 創傷骨折救護與康復　　　　　　鍾杏梅主編　220元
13. 百病全息按摩療法＋VCD　　　　王富春主編　500元
14. 拔罐排毒一身輕＋VCD　　　　　　許麗編著　330元

| 15. 圖解針灸美容 | | 王富春主編 | 350 元 |
| 16. 圖解針灸減肥 | | 王富春主編 | 350 元 |

·健康新視野· 品冠編號 651

1. 怎樣讓孩子遠離意外傷害		高溥超等主編	230 元
2. 使孩子聰明的鹼性食品		高溥超等主編	230 元
3. 食物中的降糖藥		高溥超等主編	230 元
4. 開車族健康要訣		高溥超等主編	230 元
5. 國外流行瘦身法		高溥超等主編	230 元

·少年偵探· 品冠編號 66

1. 怪盜二十面相	（精）	江戶川亂步著	特價 189 元
2. 少年偵探團	（精）	江戶川亂步著	特價 189 元
3. 妖怪博士	（精）	江戶川亂步著	特價 189 元
4. 大金塊	（精）	江戶川亂步著	特價 230 元
5. 青銅魔人	（精）	江戶川亂步著	特價 230 元
6. 地底魔術王	（精）	江戶川亂步著	特價 230 元
7. 透明怪人	（精）	江戶川亂步著	特價 230 元
8. 怪人四十面相	（精）	江戶川亂步著	特價 230 元
9. 宇宙怪人	（精）	江戶川亂步著	特價 230 元
10. 恐怖的鐵塔王國	（精）	江戶川亂步著	特價 230 元
11. 灰色巨人	（精）	江戶川亂步著	特價 230 元
12. 海底魔術師	（精）	江戶川亂步著	特價 230 元
13. 黃金豹	（精）	江戶川亂步著	特價 230 元
14. 魔法博士	（精）	江戶川亂步著	特價 230 元
15. 馬戲怪人	（精）	江戶川亂步著	特價 230 元
16. 魔人銅鑼	（精）	江戶川亂步著	特價 230 元
17. 魔法人偶	（精）	江戶川亂步著	特價 230 元
18. 奇面城的秘密	（精）	江戶川亂步著	特價 230 元
19. 夜光人	（精）	江戶川亂步著	特價 230 元
20. 塔上的魔術師	（精）	江戶川亂步著	特價 230 元
21. 鐵人Q	（精）	江戶川亂步著	特價 230 元
22. 假面恐怖王	（精）	江戶川亂步著	特價 230 元
23. 電人M	（精）	江戶川亂步著	特價 230 元
24. 二十面相的詛咒	（精）	江戶川亂步著	特價 230 元
25. 飛天二十面相	（精）	江戶川亂步著	特價 230 元
26. 黃金怪獸	（精）	江戶川亂步著	特價 230 元

·武術特輯· 大展編號 10

| 1. 陳式太極拳入門 | | 馮志強編著 | 180 元 |
| 2. 武式太極拳 | | 郝少如編著 | 200 元 |

國家圖書館出版品預行編目資料

中國自控氣功／張明武編著
　－初版 1 刷－臺北市，大展，民 84
　　　　面；21 公分－（養生保健；10）
　　ISBN 978-957-557-532-8　（平裝）
　　1. 氣功　2. 治療法
418.926　　　　　　　　　　　　84007014

中國自控氣功

編 著 者／張　明　武

發 行 人／蔡　森　明

出 版 者／大展出版社有限公司

社　　　址／台北市北投區（石牌）致遠一路 2 段 12 巷 1 號

電　　　話／(02) 28236031・28236033・28233123

傳　　　真／(02) 28272069

郵政劃撥／01669551

網　　　址／www.dah-jaan.com.tw

E-mail／service@dah-jaan.com.tw

登 記 證／局版臺業字第 2171 號

承 印 者／國順文具印刷行

裝　　　訂／建鑫裝訂有限公司

排 版 者／千兵企業有限公司

授 權 者／北京人民體育出版社

初版 1 刷／1995 年（民 84 年）8 月

初版 2 刷／2002 年（民 91 年）5 月　　　　　　定價／250 元

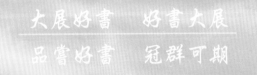

大展好書　好書大展
品嘗好書　冠群可期

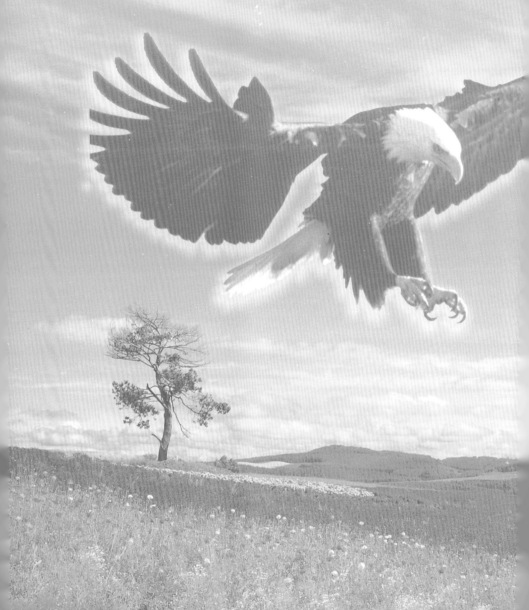